Peter Pukowni

Kleine Hausapotheke Gottes

Alle Basismittel von Arnika über Eiche, Melisse, Petersilie, Quendel bis zu Wermut und Zwiebel

Kuren und Spezialanwendungen

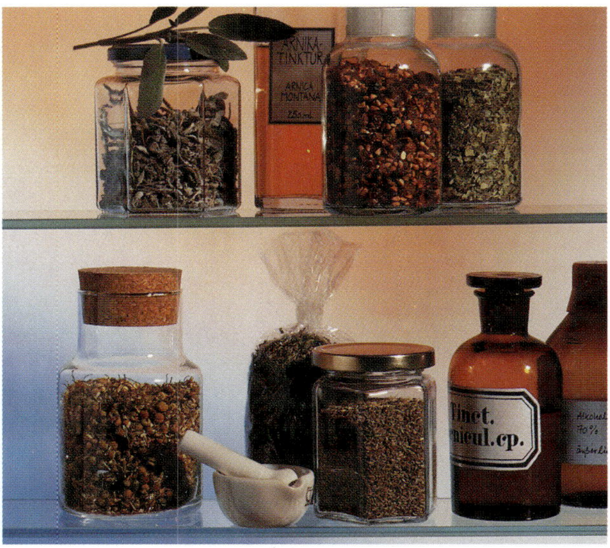

Südwest

Inhalt

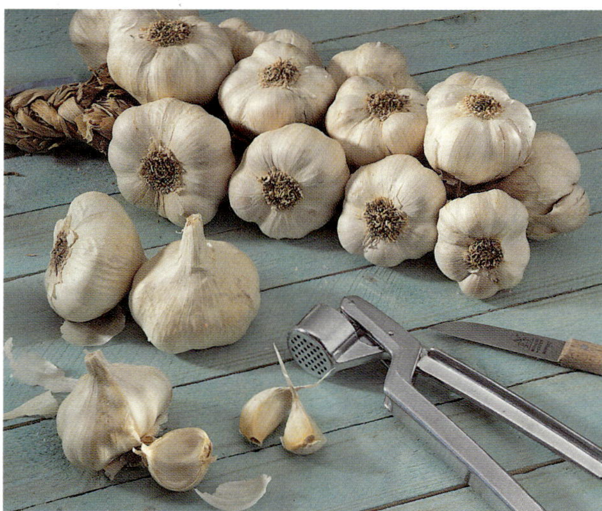

Knoblauch: ein Klassiker der Volksheilkunde und Bestandteil jeder gesunden Ernährung.

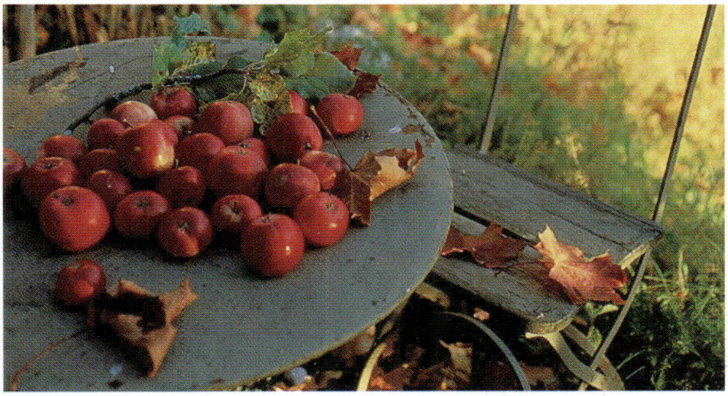

One apple a day keeps the doctor away: Auch der englische Sprichwörterschatz weiß von der heilsamen Wirkung der Äpfel.

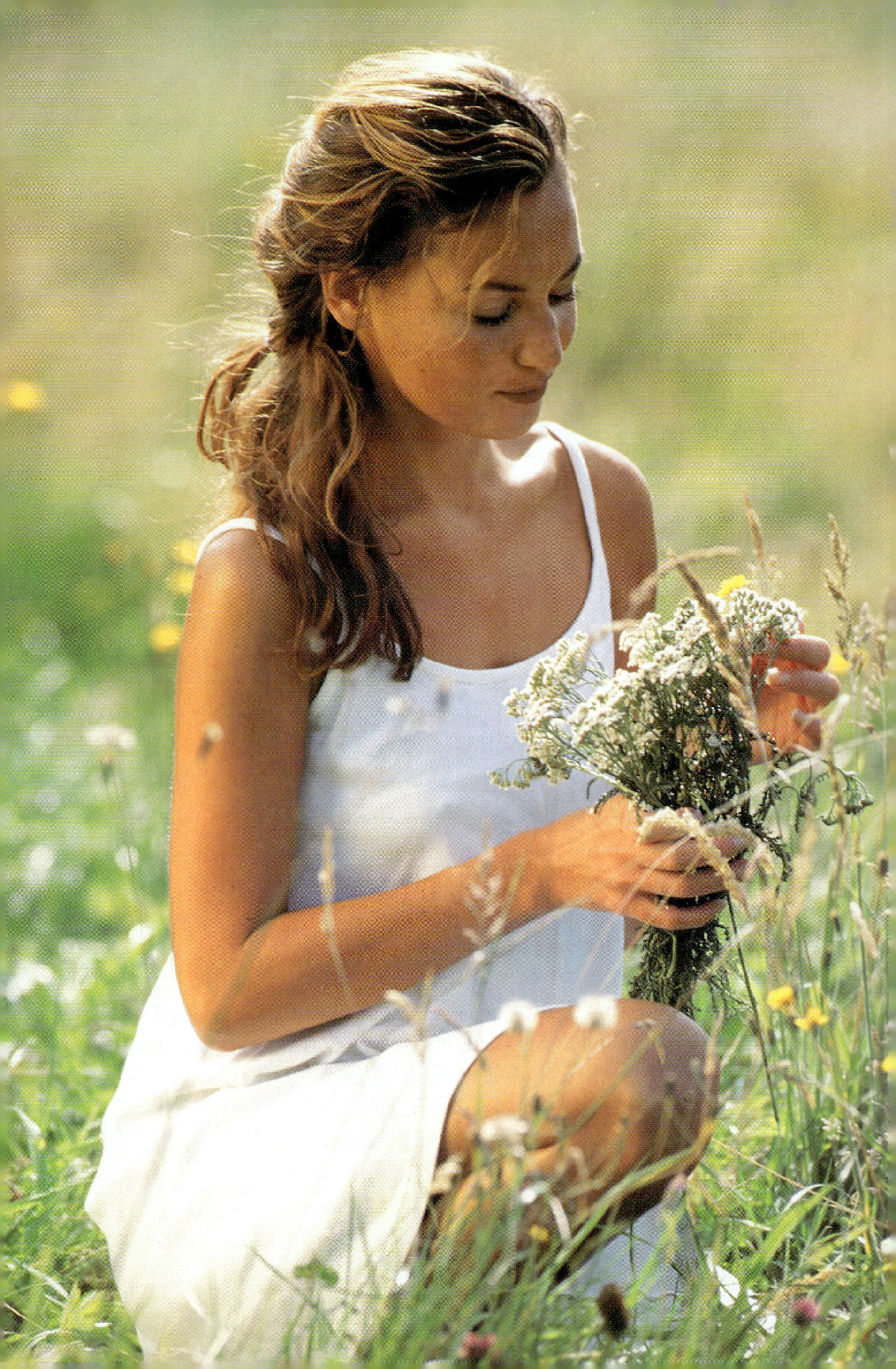

Natürliche Heilmittel

Unmittelbar vor unserer Tür an Wegen, Bächen und Teichen, auf Wiesen und in Wäldern, ja selbst auf Schuttplätzen wachsen die Heilmittel der Natur: Gänseblümchen, Kamille und Baldrian, Brennnessel, Huflattich oder Knöterich. Manche Pflanzen sind als Heilpflanzen noch bekannt, aber gerade unter den so genannten »Un«-kräutern tragen viele ihre negative Vorsilbe zu Unrecht: Wir haben lediglich vergessen, wie wir sie zum Nutzen für uns und unsere Gesundheit einsetzen können.

Weil das Wissen über die nützlichen Kräfte der Unkräuter verloren gegangen ist, werden sie von der modernen Landwirtschaft fälschlicherweise als Schädlinge eingestuft und ausgerottet.

Die vergessene Kräuterheilkunde

Das Wissen um die Heilkraft der Kräuter war früher weit verbreitet. Es wurde mündlich weitergegeben und – insbesondere in ländlichen Gegenden – gleichwertig mit der Schulmedizin angewendet, beispielweise durch Frauen wie meine Großmutter. Sie lebte in der Bayerischen Rhön und war dort 48 Jahre lang Hebamme. Sie galt als eine der »weisen Frauen«, auf deren Wissen man sich heute wieder besinnt: Sie sammelte Kräuter, setzte ihre Medikamente selbst an, nahm Schröpfungen vor, setzte Blutegel an und übte die Chiropraktik aus. Kranke kamen von nah und fern zu ihr. Selbst die Landärzte der Umgebung schickten meiner Großmutter ihre – schulmedizinisch gesehen – aussichtslosen Fälle.

Ihren Beruf übte sie in einer seit dem 16. Jahrhundert bestehenden Familientradition aus. Ihr naturkundliches Wissen beinhaltete zum Teil 400-jährige Rezepte. Diese wären heute vergessen, wenn sie diese nicht weitergegeben hätte.

Allein bei uns wachsen so viele verschiedene Pflanzen, dass wir theoretisch an jedem Tag des Jahres einen Tee aus einer anderen Pflanzenart trinken könnten.

Die Renaissance naturkundlichen Wissens

Um die bewährten Rezepturen vor der Vergessenheit zu bewahren, habe ich sie aufgeschrieben. Außerdem habe ich über die Jahre Notizen aus den Gesprächen mit meinen Patienten zusammengetragen. Die Arzneien und Anwendungen reichen querbeet durch die Volksheilkunde.

Vieles von dem, was hier zusammengetragen ist, kennt man auch in der Volksheilkunde anderer Gegenden. Manche Rezepturen jedoch sind einmalig. Diese Heilmittel setze ich ergänzend zur Hildegard-Medizin oder auch zusammen mit oft notwendigen schulmedizinischen Medikamenten ein.

Sorgfalt im Umgang mit Hausrezepten

Zahlreiche Menschen besinnen sich heute zurück. Sie wollen nicht mehr tatenlos der Schulmedizin, deren einseitigen Behandlungsmethoden und den chemisch hergestellten Medikamenten ausgesetzt sein. Stattdessen möchten sie ihre Heilung selbst in die Hand nehmen und weiteren Erkrankungen auf natürliche Weise vorbeugen. Bei allem Elan vergessen sie häufig die Grundregeln der Volksheilkunde, deshalb seien sie hier noch einmal erwähnt.

- Die Rezepte aus der Hausapotheke der Natur wirken selbstverständlich nicht immer so schnell wie herkömmliche Medikamente und verlangen vom Patienten auch mehr Eigeninitiative. Dafür schonen sie langfristig den Körper und den Geldbeutel und tragen zu einer natürlicheren Gesundung bei.
- Vor dem leichtsinnigen Umgang mit den empfohlenen Anwendungen sei nachhaltig gewarnt: Kräuter- und Naturheilmittel können nicht nur nutzen, sie können bei falscher Anwendung oder bei einer fehlerhaften Selbstdiagnose auch großen Schaden anrichten.
- Wenn Sie nur den geringsten Zweifel bei der Selbstbehandlung haben oder wenn ein schwerer Krankheitsfall vorliegt, sollten Sie unbedingt Ihren Hausarzt oder Ihren Heilpraktiker dazu befragen.

▶ Bei schweren und bei chronischen Erkrankungen ist es dringend erforderlich, sich erst mit einem kompetenten Naturheilmediziner abzusprechen, welche der zahlreichen Mittel aus der Volksheilkunde eingesetzt werden können.

▶ Grundsätzlich ist die Behandlung die Richtige, die für uns am angenehmsten ist, wo die Bestandteile am leichtesten zu beschaffen und für uns am einfachsten herzustellen sind.

Eine kurze Geschichte der Volksheilkunde

- Die Grundlagen der Volksheilkunde bilden seit uralten Zeiten die genaue Naturbeobachtung, die exakte Beobachtung des Kranken bzw. des Krankheitsverlaufs sowie der sorgfältige Umgang mit Pflanzen und Mineralien.
- Die ersten Heiler sind wohl durch die Trial-and-Error- Methode, also durch wiederholtes Ausprobieren, zu ihren Behandlungserfolgen und den daraus abgeleiteten Grundregeln gelangt. Durch die mündliche Weitergabe und weitere empirische Beobachtungen ist dieses Wissen angewachsen.
- In den mittelalterlichen Klöstern wurde der Kenntnisstand der Heilerinnen und »weisen Frauen« erstmals aufgezeichnet und mit den Werken der klassischen Naturforscher wie der »Naturgeschichte« von Plinius dem Älteren oder der »De materia medica« des Pedanios Dioskurides verglichen.
- Ab dem 14. Jahrhundert wurden zunächst unter dem Einfluss der katholischen, später auch der evangelischen Kirche die zuvor verehrten heilkundigen Frauen als Hexen gebranntmarkt, verfolgt, gefoltert und verbrannt. Ein Großteil ihres Wissens ist dabei unwiderbringlich verloren gegangen.
- Erst im Lauf des 18. Jahrhunderts konnte die Volksheilkunde in der Gefolgschaft der Schulmedizin wieder Fuß fassen, da die Wirkstoffe und Wirkweisen von Kräutern und Pflanzen wissenschaftlich nachweisbar waren.
- Entscheidende Impulse erhielt die Volksheilkunde im 19. Jahrhundert durch Samuel Hahnemann, den Erfinder der Homöopathie, und Sebastian Kneipp, der die Wassertherapie entscheidend weiterentwickelte.

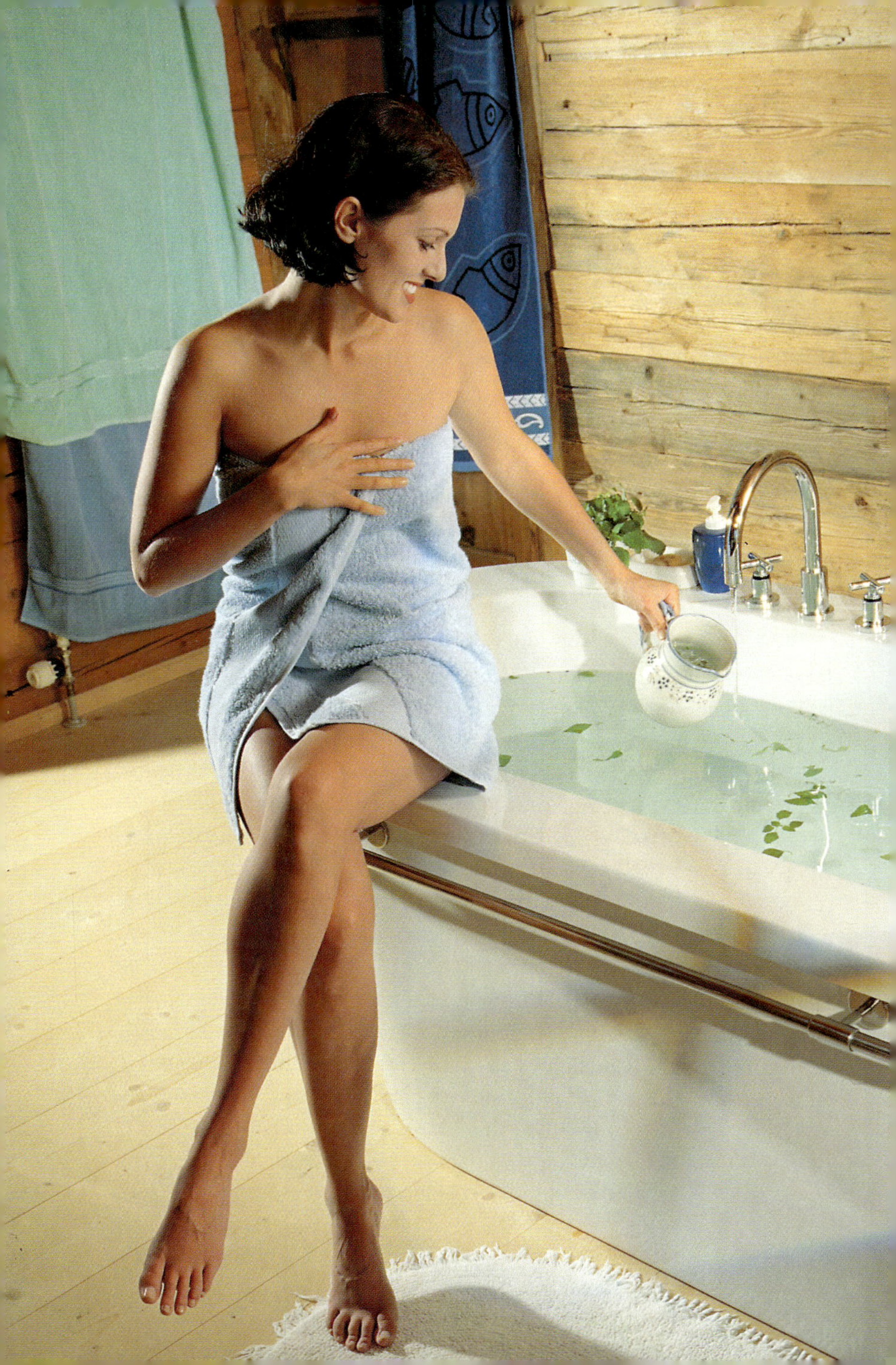

Die Grundrezepte der Naturheilkunde

Die Volksheilkunde bedient sich einfacher, leicht nachvollziehbarer Behandlungsmethoden: Bäder, Güsse, Waschungen, Inhalationen und Wickel. Ebenso übersichtlich sind ihre Rezepturen: Öle, Tees, Säfte, Tinkturen bzw. Weingeiste sowie Emulsionen und Salben sind einfach herzustellen. Auch hier gilt: Halten Sie sich an die Anweisungen, damit Sie sich und Ihrer Familie keinen Schaden zufügen.

Bevor begonnen wurde, Arzneien auf synthetischer Basis herzustellen, waren Pflanzen auch in der westlichen Welt die wichtigsten Heilmittel. Danach gerieten sie ins Hintertreffen. Heute erleben wir eine Wiederentdeckung der alten Mittel.

Die Vielfalt der Heilpflanzen

Jede Heilpflanze findet in der Naturheilkunde verschiedene Anwendungen. Abhängig davon, wo welches Kraut wächst, haben sich die Heilkundigen die vielfältigen Eigenschaften der Pflanzen auf verschiedene Weise zu eigen gemacht. So sind in Gegenden mit Fettwiesen und Weiden überwiegend Anwendungen mit Löwenzahn, Frauenmantel und Schafgarbe überliefert, in sumpfigen Gegenden hingegen entwickelten sich die meisten Rezepte auf der Basis von Baldrian, Beinwell und Brunnenkresse.

Die Volksheilkunde versucht immer, die ganze Pflanze einzusetzen: Die Wurzeln des Beinwell z. B. werden bei Verletzungen und Knochenbrüchen als Umschlag verwendet, seine Blätter werden, zu Saft gekocht, gegen Müdigkeit und Konzentrationsstörungen angewendet. Als Gurgel- und Spüllösung wird eine Beinwellabkochung gegen Bläschen im Mund (so genannte Aphthen) eingesetzt, und Tee aus Beinwellblättern hilft bei Darm-

Heilplanzen wirken nicht nur innerlich: Auch äußerlich angewendet kommen ihre Inhalts- und Aromastoffe zur Geltung.

entzündungen und zur Prävention von Arteriosklerose. In waldigen Gegenden, wo der Beinwell nicht wächst, werden statt seiner Efeu oder Weißdorn zur Linderung von Arteriosklerose eingesetzt und bei Knochenbrüchen Petersilie und Stiefmütterchentee empfohlen. Zur Konzentrationssteigerung trägt dort der Holunderbeersaft bei, und gegen Infektionen im Mundraum behilft man sich mit Eichenrinde und Blutwurz. So vielfältig jedoch die Pflanzen und ihre Anwendung, so einfach ist ihr Gebrauch.

Heiltees

Die Abkochungen werden kalt angesetzt, damit die Gerbstoffe aus dem Holz oder den Wurzeln herausgezogen werden.

Heiltees werden am häufigsten in der Volksheilkunde angewendet. Die einzelnen Pflanzenbestandteile – Blätter, Wurzeln, Rinde, Kraut oder Blüten – werden dazu entweder getrocknet oder frisch zu Tee aufgebrüht.

Tees als Abkochung

Harte Pflanzenteile wie Wurzeln, Rinde, Holz müssen aufgekocht werden, damit sich die Gerbstoffe freisetzen können. Dazu werden 2 bis 3 Teelöffel oder 1 Esslöffel der getrockneten Pflanzenteile mit 1/4 Liter kaltem Wasser angesetzt und aufgekocht. Die Abkochung sollte 5 bis 10 Minuten abgedeckt ziehen, keinesfalls länger. Danach wird der Tee abgeseiht.

Tees als Aufguss

Weiche Pflanzenteile wie Blätter, Blüten und Stängel, deren Aroma- und Heilstoffe leichter löslich sind, werden mit heißem Wasser aufgegossen. Dazu werden 2 bis 3 Teelöffel oder 1 Esslöffel der getrockneten Pflanzenteile mit 1/4 Liter kochendem Wasser übergossen, abgedeckt und 10 Minuten stehen gelassen. Danach wird der Tee abgeseiht.

Säfte

Neben Tees setzt die Volksheilkunde zur innerlichen Anwendung auch gerne Säfte ein, denn diese haben den Vorteil, dass die in der Pflanze enthaltenen Wirkstoffe durch Trocknungsprozesse ungemindert zur Anwendung gelangen. Insbesondere bei Vitaminmangelerscheinungen greift der Naturheilkundler daher zum Entsafter. Nicht nur Beerenfrüchte wie Hagebutten oder Sanddorn werden zu Saft verarbeitet, sondern auch Brennnesseln, Löwenzahn-, Beinwell-, und Petersilienblätter. Dazu werden die Beeren oder Blätter in die Saftzentrifuge oder in die Saftpresse gegeben.
Saft aus Birken-, Brennnessel- oder Brombeerblättern ist bitter und muss zum Trinken mit Wasser oder Fruchtsäften gemischt werden.

Hausmedikamente auf Alkoholbasis

Alkohol spielt in der Volksmedizin als Konservierungsmittel, als Desinfektionsmittel und als Extraktionsmittel eine große Rolle.

Auszüge

Der Auszug aus bestimmten Pflanzen oder Pflanzenteilen ist die üblichste und einfachste Methode, deren Inhaltsstoffe zu gewinnen und zu konservieren. Dazu werden 20 Gramm des getrockneten oder frischen Krauts zerkleinert und mit 100 Milliliter hochprozentigem Alkohol aufgegossen. Diese Mischung wird verschlossen, an einen hellen, warmen Standort gestellt und immer wieder aufgeschüttelt. Nach 10 Tagen sind die aromatischen und heilenden Bestandteile aus dem Kraut bzw. den Blättern oder Blüten herausgelöst. Dann wird der Auszug abgeseiht und in dunkle Fläschchen gefüllt.

Der ländliche Selbstgebrannte hatte meist zwischen 50 und 60 Prozent Alkoholgehalt und war so stark, dass er nicht nur innerlich erhitzte, sondern sogar mit einer dünnen hellblauen Flamme brannte, wenn man ein Streichholz darüber hielt. Er bildete die Grundlage für Kräuterauszüge.

Tinkturen

Tinkturen dürfen aufgrund ihres hohen Alkoholgehalts niemals unverdünnt mit offenen Wunden in Berührung geraten und auch nicht unverdünnt eingenommen werden.

Während Auszüge auch mit Wasser oder mit Äthanol hergestellt werden können (siehe Seite 11), wird eine Tinktur immer auf der Basis von Alkohol hergestellt. Um angewendet werden zu können, muss sie folglich verdünnt werden.

- Verdünnt man die Tinktur mit drei Teilen Wasser, dann eignet sie sich als Gurgellösung, als Mundwasser oder zum Ausspülen von Wunden.
- Zur äußerlichen Behandlung von Ekzemen, Akne, Herpes oder Hautpilz wird die Tinktur mit der gleichen Menge kalten Wassers gemischt und auf die betroffene Stelle aufgetragen.
- Zur Linderung bei stumpfen Verletzungen wie Prellungen und Blutergüssen wird die Tinktur mit der gleichen Menge kalten Wassers gemischt, auf ein Leinentuch gegeben und als feuchter Umschlag auf die betroffene Stelle gelegt.
- Tropfenweise mit Wasser verdünnt, können Tinkturen bei Bronchitis oder Darmerkrankungen, bei grippalen Infekten oder Herz- und Kreislaufbeschwerden auch getrunken werden. Je nach Anweisung und Schwere der Erkrankung werden mehrmals täglich zwischen 5 und 30 Tropfen auf 1 Glas Wasser gegeben und in kleinen Schlucken getrunken.

Wein

Auch mit Hilfe von Wein werden in der Volksheilkunde Kräuterauszüge z. B. aus Angelika- und Kalmuswurzel oder aus frischen Fichtentrieben hergestellt: 4 bis 5 Esslöffel getrocknete Kräuter oder Wurzeln werden mit 1 Liter biologisch angebautem Weißwein vermischt, bis zum Siedepunkt erhitzt, danach durchgesiebt und in eine dunkle Flasche gefüllt. Der Wein wird 1 bis 2 Tage kühl gestellt. Pro Tag sollten nicht mehr als 2 kleine Gläser getrunken werden.

Öle

Ölige Medikamente wurden auf dem Land meist mit dem Öl der Bucheckern zubereitet, das man selbst herstellte. Man sammelte die Eckern und ließ sie in der benachbarten Ölmühle erst fein mahlen und dann auspressen. Heilpflanzenöle kommen in der Regel äußerlich zum Einsatz. Als Ölauszug sind entzündungshemmende und wundheilende Pflanzen, wie z. B. Johanniskraut oder Pfefferminze, sehr wirksam.

Um ein Öl herzustellen, vermischt man 100 Gramm frisches Kraut mit 1/2 Liter Olivenöl oder Bucheckernöl und füllt die Mischung in eine lichtdurchlässige Glasflasche. Die stellt man verschlossen 2 Monate an einen sonnigen Platz und schüttelt sie täglich gut durch. Danach wird das Öl durch einen Kaffeefilter abgeseiht, die Kräuter werden gut ausgepresst, und das Öl wird in kleine dunkle Flaschen abgefüllt.

Früher wurden die Salben entweder mit ausgelassenem Schweineschmalz oder mit reiner Butter, oft sogar Ziegenbutter, hergestellt. Ihnen wurde zur besseren Festigkeit meist noch etwas Bienenwachs und zur besseren Haltbarkeit etwas Honig beigegeben.

Salben

Auch die Herstellung von Salben ist in der Volksheilkunde weit verbreitet. Wenn Sie auf die nebenstehenden traditionellen Zutaten verzichten wollen, erhitzen Sie 1/2 Liter Kräuteröl (siehe oben) gemeinsam mit 3 Esslöffeln Wollfett (Lanolin) und 50 Gramm Bienenwachs. Sobald diese Mischung geschmolzen ist, schlagen Sie die Masse mit einem Schneebesen, bis sie abgekühlt und dick geworden ist. Dann füllen Sie sie in sterilisierte, gut schließende Tiegel. Diese selbst angerührten Salben sind nur kurzzeitig im Kühlschrank haltbar und sollten daher lieber in kleinen Mengen hergestellt werden.

Anwendung und Anwendungsgebiete

Man verwendete in der Volksheilkunde meist nur eine Pflanze für eine Arznei, selten zwei oder drei Pflanzen zusammen. Die komplizierteren Zusammensetzungen aus verschiedenen Pflanzenextrakten überließ man lieber den »Studierten«. Wenn die einfache Anwendung einmal nicht mehr ausreichte, wandte man sich – bevor man einen Arzt aufsuchte – erst einmal an Leute, die sich mit Heilkräutern auskannten: Bader, Hebammen und Hirten. Deshalb gibt es in der Volksheilkunde auch viele verschiedene Anwendungen für dieselben Beschwerden. Für den an einer Eigenbehandlung Interessierten wird es unter den vielen Anwendungen auch wieder eine bevorzugte Pflanze oder Therapie geben. Aussuchen sollte man sich diese nach Gefühl, denn unser Instinkt weiß verlässlich, was uns bekommt und was nicht.

Bei der Entwicklung der Volksmedizin spielte auch ein sozialer Aspekt eine Rolle: Man stellte seine Medikamente und Tees selbst her, weil man meist zu arm war, sich die teuren Arzneien zu kaufen.

Grundregel der Volksmedizin

Grundsätzlich gilt, dass der Mensch am besten durch diejenigen Pflanzen gesundet, die in seiner unmittelbaren Umgebung wachsen. Dies gilt für Städter leider nur noch beschränkt. Der Trend zum Selbstmachen wird dennoch auch dort immer stärker, weil man sichergehen möchte, dass die in der Pharmaindustrie verwendeten Zutaten nicht bestrahlt oder genmanipuliert sind.
Die traditionellen Anwendungsgebiete von Heilpflanzen sind Erkältungskrankheiten, Verdauungsbeschwerden, Nervosität und Schlaflosigkeit. Die Phytotherapie eignet sich jedoch auch bei Stoffwechselerkrankungen wie Gicht oder Ödemen und bei Erkrankungen des Urogenitaltrakts: Viele unserer heimischen Heilpflanzen fördern die Harnausscheidung. Sie sind hilfreich bei Harnsteinen, Harnwegs- und Nierenentzündungen.

Kräuter selbst sammeln

Sammeln Sie Pflanzen und Pflanzenbestandteile nur bei trockenem Wetter. Tragen Sie Ihr Sammelgut in Körben, Stoff- oder Papiertaschen, keinesfalls in einer Plastiktüte nach Hause, denn ohne Luftzufuhr schimmeln die Pflanzen. Transportieren Sie die Pflanzen getrennt, sonst vermischen sich ihre Aromen miteinander.

- Blüten sollten Sie gleich nach ihrem Aufblühen einzeln abpflücken oder abknipsen. Blütenstände werden als Ganzes abgeschnitten.
- Beeren werden einzeln nur reif geerntet.
- Blätter sollten Sie einzeln pflücken. Nehmen Sie nur junge Blätter, denn ihr Wirkstoffgehalt ist höher als bei älteren Blättern. Kleine Blätter, die sich vom Ast lösen lassen, ohne das Holz zu beschädigen, können Sie vorsichtig abstreifen.
- Kraut schneiden Sie direkt über dem Boden ab. Achten Sie darauf, die Wurzel nicht zu beschädigen. Die holzigen Teile werden im Normalfall nicht verwendet.
- Wurzeln sollten Sie entweder im Herbst, wenn sich die ganze Kraft der Pflanze in die Wurzeln zurückgezogen hat, oder im Frühjahr vor dem Sprießen ausgraben. Bürsten Sie die Erde ab, und waschen Sie die Wurzeln sorgfältig.
- Meiden Sie Orte mit hoher Schadstoffbelastung: Pflanzen, die in der Nähe von Autobahnen, neben überdüngten Wiesen oder gespritzten Äckern wachsen, sind für die Volksheilkunde verloren.
- Wer die Heilpflanzen nicht kennt und sie auch mit Hilfe eines Pflanzenbestimmungsbuchs nicht identifizieren kann, sollte sich die Grundstoffe lieber auf Kräutermärkten, in Gewürzgeschäften, in Reformhäusern oder in der Apotheke kaufen.

Findet man eine geschützte Pflanze in der freien Natur, sollte man sie unbedingt stehen lassen. Nicht nur weil das Pflücken strafbar wäre, sondern weil von der Fundstelle aus sich die schützenswerte Pflanze vermehren und wieder ausbreiten kann. Wenn eine geschützte Pflanze verwendet werden soll, muss sie über den Fachhandel bezogen werden.

Kräuter selbst trocknen

Wer gerne Heilkräuter sammelt, sollte sie auch gekonnt trocknen und aufbewahren, um bei Bedarf Tees, Tinkturen, Öle oder Salben selbst herzustellen. Je nachdem, welcher Teil der Pflanze verwendet wird, geht man anders vor. Vor allem Pflanzen mit einem hohen Anteil an ätherischen Ölen müssen sachgerecht behandelt werden, da sich ihre heilenden Inhaltsstoffe sonst rasch verflüchtigen und keine Wirkung mehr zeitigen.

Von den Heilkräutern verwendet man Wurzeln, Stängel, Blätter, Blüten und auch manchmal die Früchte. Je nach Pflanze können unterschiedliche Bestandteile benutzt werden.

Manchmal hängt es auch von der Art der Beschwerden ab, ob man nur die Blätter oder nur die Blüten oder beides verwenden kann.

Als ganzes Kraut bezeichnet man die Stängel, Blätter und Blüten. Dann wird noch unterschieden in Wurzeln und Früchte, wie z. B. Beeren.

Wurzeln

- Die Wurzeln einer Pflanze werden vorsichtig ausgegraben und anschließend mit lauwarmem Wasser und einer nicht zu harten Bürste fein gesäubert. Es dürfen keine Erdreste mehr zurückbleiben. Dann spaltet man die Wurzeln der Länge nach – sofern sie dick genug sind – oder belässt sie als Ganze. Zum Trocknen werden sie an einem warmen und luftigen, aber schattigen Ort aufgehängt oder auf sauberes Papier gelegt.
- Getrocknete Wurzeln können in dunklen Glasgefäßen oder in Dosen aufbewahrt werden.
- Sofern die Wurzeln klein geschnitten verwendet werden, sollte man sie nach dem Säubern der Breite nach in kleinere Scheiben schneiden und erst dann trocknen.
- Manche Gewächse lassen sich allerdings in getrocknetem Zustand leichter zerkleinern. Zum Trocknen kann man die Stücke auch in den vorgeheizten Backofen bei ca. 50 °C geben, wobei sie bei geöffneter Ofentür lose und nicht zu dicht auf dem mittleren Blech liegen sollten.

Grundsätzlich sollte man beim Sammeln von Wurzeln sehr behutsam vorgehen und je nach Vorkommen der Pflanze sie nicht gänzlich abernten, sondern genügend Wurzelstöcke im

Boden belassen, damit sie wieder nachwachsen können.

Früchte und Beeren

Beeren kann man getrocknet essen oder als Tee überbrühen, wie beispielsweise Brombeeren oder Hagebutten. Je nach Sorte werden die Früchte im Ganzen abgepflückt, gewaschen, getrocknet oder mit den Kernen klein geschnitten und erst anschließend getrocknet.

- Zum Trocknen legt man sie auf große Papierbogen an einen warmen, gut belüfteten Platz, aber nicht in die pralle Sonne. Zum Schluss wird ihnen im offenen, ca. 50 °C heißen Backofen die letzte Feuchtigkeit entzogen.
- Getrocknete Beeren weisen einen beachtlichen Zuckergehalt auf und sollten immer in einem Schraubglas aufbewahrt werden, damit sie kein Ungeziefer wie etwa Mehlmotten anziehen.

Blüten und Blätter

Blätter und Blüten gehören mit zu den am häufigsten benutzten Bestandteilen von Heilpflanzen. Um sie konservieren zu können, wird das ganze Kraut geerntet und dann getrocknet. Die Blätter werden nach dem Trocknen von den Stängeln abgestreift, wie z. B. bei der Pfefferminze und der Melisse.

- Der Trockenvorgang geschieht beim ganzen Kraut, indem man es zu Bündeln zusammenbindet und kopfüber an einer Leine an einem schattigen, luftigen Ort aufhängt oder indem man das Kraut wiederum auf das mittlere Backblech in den vorgeheizten Ofen gibt.
- Wer über einen heißen Dachboden verfügt, kann die Blüten oder Blätter auch dort einige Tage lang trocknen lassen. In der Regel dauert der Trockenvorgang stets mehrere Tage. Die Pflanzenteile dürfen aber auf keinen Fall noch Feuchtigkeit enthalten, wenn sie in Behälter gegeben werden, weil sie sonst sehr leicht zu schimmeln beginnen.
- Wie die getrockneten Blüten nun aufbewahrt werden, hängt wiederum von ihrem Verwendungszweck ab. Blüten können in luftdurchlässigen Leinensäckchen gegeben und dann luftig aufgehängt werden.
- Sofern die Pflanze über ätherische Öle verfügt, sollte sie jedoch in einen Glasbehälter kommen und dann möglichst getrennt von anderen Heilpflanzen oder Gewürzen aufbewahrt werden. Absolut unbrauchbar sind Plastikbehälter. In ihnen bleiben die Pflanzen nicht sehr lange frisch und verlieren zudem viel von ihrem Geschmack und ihrer Wirksamkeit.

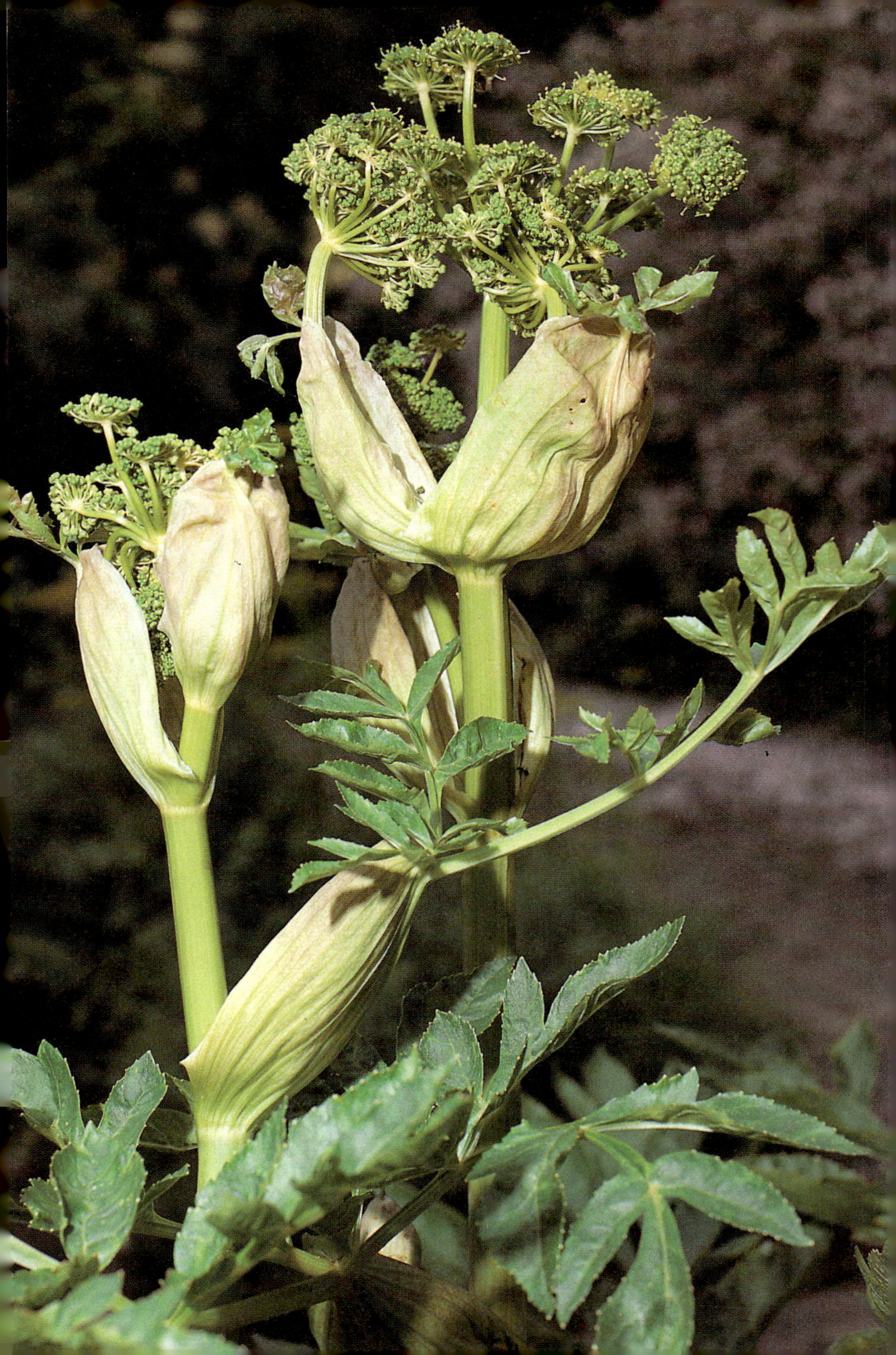

Das kleine Hausmittel-Abc

Viele Erkenntnisse der Volksheilkunde sind in unseren Sprachgebrauch übergegangen; z. B. kennt jeder die Sprichwörter »Sauer macht lustig« oder »Gegen jedes Unglück ist ein Kraut gewachsen«. Aber wir können diese populären Erkenntnisse meist nicht mehr übersetzen, sprich: anwenden. In diesem Kapitel werden die wichtigsten Kräuter, ihre Verarbeitung und Anwendung bezogen auf typische Krankheitsbilder beschrieben. In den Randspalten finden Sie die wesentlichen Erkennungsmerkmale der Pflanzen, und es werden ihre Standorte, Erntezeit und Kombinationsmöglichkeiten mit anderen Pflanzen beschrieben. Außerdem wird auf Verwechslungsgefahren sowie auf verschiedene Problematiken bei der Anwendung hingewiesen.

Die Mystikerin Hildegard von Bingen (1098–1179) beschreibt in ihren Medizinbüchern die Wirkung von Pflanzen auf den menschlichen Organismus. Etwa, dass Muskatnuss »das Herz öffnet« und Fenchel den Menschen »fröhlich macht«.

Angelika

Die Angelika *(Archangelica officinalis)* ist eine Pflanze aus der Familie der Doldengewächse *(Apiaceae)*. Sie kommt besonders in den Mittelgebirgen an Bächen, Teichen und feuchten Wiesen vor und wird an guten Standorten bis zu zwei Meter hoch. Traditionell werden von der Angelika die getrockneten Früchte, das Kraut und die Wurzeln verwendet.

Angelikatee bei Verdauungsstörungen und Husten

Für den Tee werden 1 bis 2 Esslöffel der klein geschnittenen, getrockneten Wurzeln abgekocht (siehe Seite 10). Der Tee wirkt entblähend und desinfizierend auf den Magen und den gesamten Darmtrakt, fördert aber auch

Die Angelika wird auch Engelwurz, Brustwurz oder Gartenangelik genannt.

den Gallenfluss und hilft den Nieren, besser Wasser auszuscheiden. Bei nervös bedingten Magenbeschwerden ist Angelikawurzeltee ideal, da er auch entkrampfend wirkt. Dieselbe Wirkung zeitigt der Tee auch bei sehr hartnäckigem Husten und anderen Atemwegserkrankungen. Bedingt durch seine ätherischen Öle, fördert er den Auswurf und lindert die Beschwerden. Auch gegen das Unwohlsein während der ersten drei Schwangerschaftsmonate wurde in der Volksheilkunde Angelikatee verordnet. Schwangere sollten jedoch nicht mehr als 3 Tassen täglich trinken.

Angelika: Doldenblütler; 1,30 bis 2,50 Meter hoch; zwei- bis vierjährig; Stängel rötlich, kräftig, verzweigt; große gezähnte, zwei- bis dreifach geteilte Blätter; Blütezeit Juni, August; gelbgrüne Blüten; hellbraune abgeflachte Beeren mit gewellten Flügeln; Wurzel pfahlförmig. Vorsicht bei der Ernte: Der frische Saft der Pflanze kann Hautreizungen hervorrufen.

Angelikatee bei Alkohol- oder Nikotinvergiftung

Auch bei Alkohol- und/oder Nikotinvergiftungen kann man den Angelikatee geben. In solchen Fällen trinkt man den Tee etwa 4 bis 6 Wochen lang täglich. Da der Angelikatee den Gallenfluss anregt und dadurch die Leber entstaut, kann diese ihrer Entgiftungsfunktion besser nachkommen. Die Restschlacken können so über den Gallenfluss abgeleitet werden. Die spürbare Besserung stellt sich gleich zu Anfang dieser Entgiftungskur ein, eine nachhaltigere Wirkung wird jedoch erst einige Zeit später erzielt.

Angelikatee bei Krämpfen

Angelikatee kann man auch bei Krämpfen von kleinen Kindern einsetzen. Man kocht den Angelikatee mit 1 bis 2 Teelöffel Wurzeln – je nach Größe, Alter und Gewicht des Kindes – in 1/4 Liter Wasser auf. Der Tee wird den Kindern regelmäßig gegeben, aber niemals mehr als 1/4 Liter am Tag. Nach 2 bis 3 Wochen sollte man eine Pause von 1 Monat einlegen.

Angelikawein bei Gicht

Den aromatischen Angelikawein setzen Sie wie auf Seite 12 beschrieben an. Statt mit Wein können Sie die Wurzel auch mit ausgegorenem Apfelmost ausziehen.

Von dem Wein oder Most nimmt man bei nicht akuten rheumatischen Beschwerden oder Gicht einige Wochen lang täglich 1 Gläschen zu sich. Dadurch hält man die Beschwerden in Grenzen. Bei akuten rheumatischen Beschwerden oder akuter Gicht kann man bis zu 3 oder 4 kleine Gläschen (je 0,1 Liter) einnehmen, sollte aber die Einnahme auf höchstens 3 Wochen hintereinander beschränken. Danach sollte man vor einer erneuten Einnahme 3 Wochen pausieren.

Angelikabeerenpulver gegen Hautausschläge

Im Herbst wurden die reifen Beeren der Angelika getrocknet und zu Pulver zerrieben. Es hieß allgemein nur das Läuspulver, weil es – mehrere Tage hintereinander immer wieder in Haare und Kopfhaut der Betroffenen eingerieben – eines der wirksamsten Mittel gegen Läuse war. Es wurde aber auch bei Hautausschlägen aller Art wie etwa der Krätze äußerlich mit Erfolg eingesetzt.

Angelikaöl

Auch das Angelikaöl – ein ätherisches Öl, das aus der Wurzel gewonnen wird und das man über den Handel beziehen sollte, weil es sehr schwer selbst herzustellen ist – wird zur Unterstützung bei rheumatischen Beschwerden und Gicht sehr gerne in der Volksheilkunde äußerlich angewendet. Es sollte jedoch auf keinen Fall innerlich benutzt werden, da es stark giftig wirkt.

Man sollte Angelikawein oder Angelikamost nicht ständig einnehmen, sondern dazwischen immer wieder einmal einige Wochen Pause einlegen.

Apfel

In der Rhön gab es sehr viele Apfelbäume, so dass Äpfel natürlich auch in die dortige Volksmedizin mit einbezogen wurden. Wer mit dem Darm zu tun hatte, machte zur Zeit der Mostpresse eine Apfelsüßmostkur, um den Verdauungstrakt auszuputzen. Denn der Apfelsüßmost löst – in größeren Mengen genossen – Durchfall aus.

Manche tranken bei Husten, Schnupfen und Heiserkeit statt heißem Apfelmost hochprozentigen, mit heißem Wasser verdünnten Apfelschnaps. Sie hatten damit denselben Erfolg wie diejenigen, die den heißen Apfelmost mit Honig tranken.

Heißer Apfelmost bei Erkältungen

Der heiße Apfelmost wurde bei Husten und Schnupfen getrunken. Meist wurde er so sauer, wie er von Natur aus war, verwendet, aber in manchen Fällen gab man etwas Honig hinein, der dem Ganzen noch mehr Heilkraft schenkte. Bei schwereren Erkältungskrankheiten nahm man ein heißes Fußbad und trank ein paar Gläser heißen Apfelmost. Dann war man richtig durchwärmt, ging ins Bett und schwitzte. Wenn man wieder aufwachte, war der Höhepunkt der Krankheit meist schon überschritten. Bei Herz- und Kreislauferkrankungen sollte man mit dieser Anwendung vorsichtig sein!

Vitamin-C-haltiger Apfelschalentee

Apfelschalen werden durch Übergießen mit kochendem Wasser zu einem säuerlich schmeckenden Tee aufgebrüht. Durch den hohen Vitamin-C-Gehalt der Schalen beugt dieser Tee selbst bei Nässe oder Kälte Infektionen wie Husten, Schnupfen und Heiserkeit vor, denn er stärkt die Abwehrkräfte.

Rostäpfel gegen Bleichsucht

Wenn jemand oft kränklich und schwach war oder eine schwere Erkrankung überstanden hatte, sagte man, dass er an der Bleichsucht (Blutarmut) leide. Man besorgte sich Eisennägel, wusch sie, steckte drei bis vier Nägel in einen Apfel und ließ diesen Apfel drei Tage ziehen. Täglich wurde ein neuer Apfel »mit Näglein besteckt«, danach begann die Kur: Aus dem ersten Apfel wurden die Nägel gezogen, er wurde gegessen, und die Nägel wurden in den nächsten Apfel gesenkt. Das Geheimnis der rostigen Äpfel besteht darin, dass sich durch die Apfelsäure an den Einstichstellen rund um den Nagel Rost bildet, der in das Fleisch des Apfels hineinzieht. Dieser Rost ist nichts anderes als Eisenoxid. Es wird vom Körper verarbeitet und wirkt Blut aufbauend.

Die »Eisen-Apfel-Kur« wirkte oft sehr viel besser als ein vom Arzt verordnetes Eisenpräparat in Pillenform.

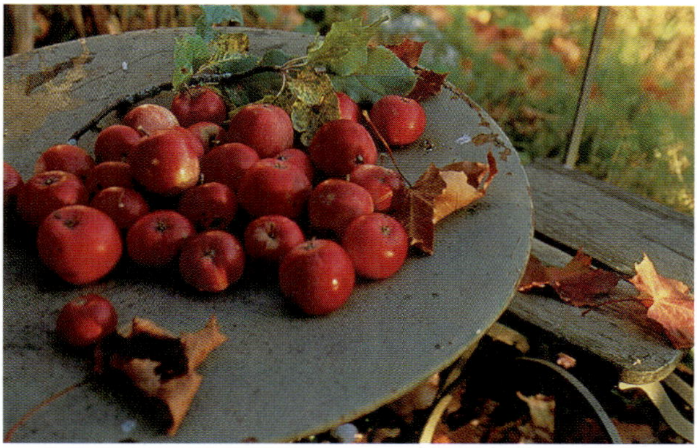

Ein Apfel enthält, wenn er noch nicht hochgezüchtet ist, den Tagesbedarf eines Erwachsenen an Vitamin C. Von einer modernen Züchtung müsste man sechs Äpfel essen, um dieselbe Menge Vitamin C zu bekommen.

Geriebener Apfel gegen Durchfall

Wenn jemand unter Durchfall litt, wurde ein Apfel entkernt und mit der Schale gerieben. Der so entstandene, zunächst noch helle Apfelbrei wurde etwas stehen gelassen und immer wieder umgerührt. Durch die Einwirkung der Luft kam es zur Oxidation, und der geriebene Apfel wurde tiefbraun. Dies wurde nun dem Kranken gegen seinen Durchfall gegeben, und es wirkte fast immer. Erst wenn der geriebene Apfel nicht half, griff man zu anderen Mitteln, etwa zu getrockneten Heidelbeeren (siehe Seite 58).

Arnika

Die Korblüten der Arnika sind mit einem unregelmäßigen leuchtend gelben Kranz von Randblüten umgeben. Die Randblüten besitzen drei Zähnchen – sie sind das wichtigste Erkennungsmerkmal der Pflanze.

Arnika *(Arnica montana)*, die heute noch in den kargen Mittelgebirgen in wenig besiedelten Gebieten auf sauren Böden und mageren Wiesen bis 2800 Meter Höhe wächst, stand bei der Landbevölkerung immer in hohem Ansehen. In vielen Gegenden ist sie auch unter dem Namen »Bergwohlverleih« bekannt, im Frankenwald sagt man Kannes zu diesem Korbblütler. Die Blüten wurden meist um Johanni herum, also um den 21. Juni, wenn sie voll erblüht waren, möglichst an einem strahlenden Sonnentag geerntet. Ein Teil wurde sofort frisch mit Alkohol verarbeitet und ein anderer Teil im Schatten getrocknet. Heute steht die Arnika unter Naturschutz und sollte nur – ob getrocknet oder als Tinktur – über die Apotheke bezogen werden.

In Misskredit geriet die Arnika vorübergehend, weil ihre Tinktur, unverdünnt äußerlich wie innerlich angewendet, zu schweren Vergiftungen und Allergien führt. Arnikatinktur sollte daher immer verdünnt werden; Leuten, die auf Arnika allergisch reagieren, wird von ihrer innerlichen wie äußerlichen Anwendung dringend abgeraten!

Arnikatinktur bei Verletzungen

Arnikatinktur wird aus den Blüten der Arnika gewonnen (siehe Seite 12). Bei allen äußeren Verletzungen helfen Einreibungen und Umschläge mit Arnikatinktur. Dazu gibt man 1 Schuss Arnikatinktur in 1 Liter Wasser und benetzt ein Leinentuch, das man auf die verletzte Stelle auflegt. Sobald der Umschlag sich warm anfühlt, wird er erneuert. Die Tinktur wirkt sehr schmerzlindernd, saugt einen Erguss im Gelenk oder Gewebe förmlich auf und vermindert die Entzündung innerhalb kurzer Zeit. Wegen ihrer schnellen Wirksamkeit gehört die Arnikatinktur mit zu den beliebtesten Heilmitteln bei Verrenkungen, Verstauchungen, Blutergüssen und Quetschungen aller Art.

Aber auch bei Hautabschürfungen und kleineren Wunden wird ein Umschlag mit verdünnter Arnikatinktur angelegt. Achtung: Dieser wird an den offenen Stellen erst einmal brennen. Aber hinterher heilt die Schürfwunde umso schneller ab. Natürlich kann man die mit Wasser verdünnte Arnikatinktur bei allen Entzündungen und Schmerzen als Einreibemittel benutzen. Man setzt sie in der traditionellen Volksheilkunde auch bei rheumatischen Beschwerden, Gicht und Muskelschmerzen aller Art ein.

Arnikatinktur zur Mund- und Halsdesinfektion

Bei Entzündungen und Reizzuständen im Hals- und Rachenbereich setzt die Volksheilkunde in Wasser verdünnte Arnikatinktur als Gurgellösung mit sehr gutem

Erfolg ein. Sie wird verwendet bei Hals- und Mandelentzündungen, bei entzündetem Zahnfleisch und lindert sogar Zahnschmerzen. Aber auch bei Aphthen oder offenen Stellen im Mund oder an der Zunge sollte man sie zur Unterstützung mit einsetzen. Dazu gibt man einige Tropfen Arnikatinktur in 1 Glas warmes Wasser und gurgelt damit wiederholt einige Minuten lang.

Arnikatinktur bei Herz- und Kreislaufstörungen
Bei sehr schwankendem Blutdruck führt man, nach Absprache mit seinem Arzt, mit der Arnikatinktur eine innerliche Kur durch. Dazu nimmt man die Tinktur mit etwas Wasser verdünnt nach folgendem Zeitplan ein:

- 1 Woche lang 1-mal täglich 10 Tropfen
- 2 Wochen lang 2-mal täglich 10 Tropfen
- 4 Wochen lang 3-mal täglich 10 Tropfen
- 2 Wochen lang 2-mal täglich 10 Tropfen
- 1 Woche lang 1-mal täglich 10 Tropfen

Nach dieser Zeit haben sich die Herz- und Kreislaufbeschwerden meist reguliert.

Arnikatinktur gegen Hühneraugen und Insektenstiche
Störende Hornhautschichten oder Hühneraugen kann man wiederholt mit verdünnter Arnikatinktur oder Arnikaumschlägen benetzen. Nach wenigen Tagen lösen sich die störenden Schichten, die Haut wird wieder weich und glatt. Bei Insektenstichen wirkt Arnikatinktur in verdünnter Form entzündungshemmend und die Wundheilung fördernd.

Arnika: 20 bis 60 Zentimeter hoch mit aufrechtem, behaartem Stängel. Die ei- bis lanzettförmigen Blätter bilden am Boden eine Rosette, am Stängel wachsen sie paarweise; Blütezeit Mai bis Juli; gelborange, meist einzeln stehende Blüten mit zungenförmigen Blättern; Früchte mit Pappushaaren; schief wachsende, hellbraune Wurzel; aromatischer Geruch.

Augentrost

Der Rachenblütler Augentrost *(Euphrasia officinalis)* gehört zu einer großen Anzahl schwer unterscheidbarer Arten und Unterarten. Von diesen hat der Steife Augentrost *(Euphrasia stricta)* die größte Heilwirkung.

Der Augentrost ist ein Halbschmarotzer, d. h., er zapft die Wurzeln anderer Pflanzen an, um ihnen Nährstoffe zu entziehen, bildet aber selbst auch noch Blattgrün, um sich durch Photosynthese zu ernähren. Bei der Ernte müssen Sie darauf achten, seine Wurzeln säuberlich von den Wurzeln seiner Wirtspflanzen zu trennen.

Augentrost: 5 bis 30 Zentimeter hoch; auf Wiesen und Weiden bis 3000 Meter Höhe vorkommend; aufrechter, verzweigter Stängel; graugrüne, gegenständig sitzende, eiförmige, gezähnte Blätter mit Drüsen; Blütezeit Juli bis September; Lippenblütler; Blüten weiß, mit violetten Streifen, gelber Schlundfleck; Früchte: abgeflachte, behaarte Kapseln.

Augentrosttee bei Augenerkrankungen

Bei allen Reizungen, Entzündungen und Verletzungen der Augen und der Gegend um die Augen herum kann man den Augentrost als Tee einsetzen. Man bereitet den Tee als Abkochung (siehe Seite 10) aus 1 Esslöffel getrocknetem Kraut. Man trinkt ihn warm, täglich mindestens 1- bis 2-mal 1/4 Liter.

Er ist sehr hilfreich bei Erkältungsbeschwerden. Dabei sind ja auch oft die Augen in Mitleidenschaft gezogen: Sie sind rot und neigen zur Tränenbildung. Mit dem Augentrosttee kann man auch eine Augenlidentzündung oder ein Gerstenkorn behandeln.

Augentrost-Salz-Tee zur äußerlichen Anwendung

Für die äußerliche Anwendung als Augenumschlag bereitet man den Tee wie oben beschrieben zu und gibt nach dem Abseihen noch auf 1/4 Liter Tee ca. 1/2 Teelöffel Salz dazu. Diese Menge entspricht etwa dem Salzgehalt der Tränenflüssigkeit. Daher brennt die Mischung nicht, wenn sie ins Augeninnere gelangt. Der Augentrost-Salz-Tee eignet sich gut für Augenspülungen nach Verätzungen oder bei Entzündungen. Auch bei lichtempfindlichen Patienten und solchen, die ständig nervös mit den Augen zwinkern, bringt der Augentrost Besserung. Ebenso beruhigt bei Bindehautentzündung dieser Tee die Augen und nimmt den größten Schmerz. Bei akutem Heuschnupfen sollte man diesen Augentrost-Salz-Tee zum Auswaschen und als Auflage auf die dick angeschwollenen, entzündeten Augen anwenden.

Augentrost für eine bessere Sehkraft
In manchen Gegenden wird auch das warme Kraut direkt auf die Augen gelegt und über Nacht festgebunden. Dies wirkt auf zweifache Weise: einmal durch die Wirkstoffe der Pflanze selbst und zum anderen auch dadurch, dass für einige Stunden beide Augen völlig ruhig gestellt werden.

Der Steife Augentrost gegen Übersäuerung
Der Steife Augentrost *(Euphrasia stricta)* wird in manchen Gegenden gut getrocknet, zu einem Pulver verrieben und bei allen Störungen von Magen oder Darm, die mit einer Übersäuerung einhergehen, gegeben. Das Pulver bindet die überschüssige Säure, auch nach übermäßigem Alkoholgenuss. Man wendet es auch unterstützend bei Gelbsucht an: Bei entsprechenden Beschwerden verabreicht man 3- bis 5-mal pro Tag 1 gestrichenen Teelöffel des Pulvers, mit oder ohne Flüssigkeit, je nach persönlichem Geschmack des Patienten.

Augentrost ist in der Volksheilkunde, wie der Name schon ausdrückt, ein sehr beliebtes Augenheilmittel. Die adstringierenden, entzündungshemmenden, schmerzstillenden Eigenschaften des Augentrost lobte schon im 12. Jahrhundert die heilige Hildegard.

Bärlauch

Der Bärlauch *(Allium ursinum)*, auch Waldknoblauch, Judenzwiebel, Wurmlauch oder Hexenzwiebel genannt, wächst in riesigen Beständen in lichten, feuchten Buchenwäldern. Der Bärlauch ist ein Zwiebelgewächs, dessen Stängel mit zwei lanzettförmigen Blättern aus einer länglichen Zwiebel entspringt und bis zu 25 Zentimeter hoch wird. An seiner Spitze stehen die weißen sternförmigen in einer Scheindolde angeordneten Blüten. Die Frühjahrsblätter dieses Liliengewächses riechen sehr nach Knoblauch, wenn man sie zwischen den Fingern zerreibt. Ihr Geruch hängt in der Blütezeit, im Mai und Juni, in Schwaden in den Wäldern. Es werden die Blätter vor der Blüte verwendet. Diese kann man reichlich essen, ohne dass man unangenehm nach Knoblauch riecht. Getrocknet verliert der Bärlauch allerdings an Wirksamkeit.

Achtung, Verwechslungsgefahr: Maiglöckchenblätter und Herbstzeitlosenblätter sind ähnlich geformt wie Bärlauchblätter, aber hochgiftig! Bärlauch kommen aber lange vor den Maiglöckchen und erst recht vor den Herbstzeitlosen.

Entschlacken mit Bärlauchblättern

Im Frankenwald führen heute noch viele Leute die Vier-Wochen-Frühjahrskur mit Bärlauchblättern durch: Man isst einfach jeden Tag eine Hand voll dieser Blätter, entweder direkt im Wald bei der Ernte oder zum Essen. Wer diese Frühjahrskur intensiv durchführt, fühlt sich allgemein wohler. Wissenschaftler meinen, dass der Bärlauch eine besonders herzstärkende Wirkung hat und Herzbeschwerden lindern kann. In der Volksmeinung wirkt Bärlauch allgemein kräftigend und reinigend, hilft gegen Verdauungsstörungen und Hautkrankheiten, gegen hohen Blutdruck und Arterienverkalkung sowie gegen alle Infektionen. Als Hausmittel wird Bärlauch auch zur Behebung von Appetitlosigkeit und Schwächezuständen angewendet.

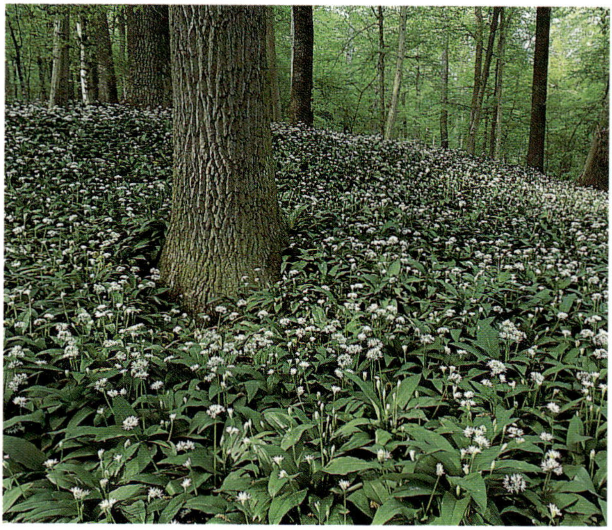

Überzeugen Sie sich beim Ernten von Bärlauch vom intensiven Knoblauchgeruch der Blätter, oder ernten Sie die Blätter erst, wenn einige Pflanzen des Bestands blühen.

Bärlauch als Gewürz
Die Inhaltsstoffe des Bärlauchs regen Gallenblase und Leber an und fördern die Verdauung. Frische gehackte Bärlauchblätter schmecken als Gewürz in Suppen, Salaten, Quarkspeisen und Gemüse. Mit 50 Gramm gerösteten Pinienkernen, 50 Gramm gehackter Petersilie, 50 Gramm Parmesan und 8 Esslöffeln Olivenöl können Sie 50 Gramm Bärlauch im Blitzhacker zu einem Pesto verrühren. Er passt sehr gut zu frischer Pasta.

Baldrian

Baldrian: zwischen 50 und 150 Zentimeter hoch; gerader, kantiger, hohler, wenig verzweigter Stängel mit paarweise gegenständigen, unregelmäßig gefiederten Blättern; Blütezeit Mai bis August; kleine, weißlich bis rosa gefärbte Blüten in Trugdolden.

Der Baldrian *(Valeriana officinalis)*, besonders seine Wurzel, hat in der Volksheilkunde wegen seiner beruhigenden Wirkung auf die Nerven ein hohes Ansehen. Auch bei nervösen Herzbeschwerden und bei Schlaflosigkeit wird Baldrian gerne eingesetzt.

Baldriantinktur gegen Schlaflosigkeit
Eine Tinktur bereitet man aus frisch gehackten Baldrianwurzeln (siehe Seite 12). Von der Baldriantinktur nimmt man bei Schlafstörungen unmittelbar vor dem Schlafengehen 20 bis 30 Tropfen mit etwas Wasser verdünnt ein. Auch wenn man nervöses Herzklopfen ohne erkennbare Ursache hat oder wenn man sich wegen unerklärlicher Angstzustände allgemein etwas beruhigen möchte, hilft die verdünnte Tinktur.

Baldriantinktur, aber auch den Baldriantee, sollte man prinzipiell niemals länger als 4 Wochen ohne Unterbrechung einnehmen. Bei ständiger Einnahme kann es nämlich bei manchen Menschen nach 4 Wochen zu einer Art Umkehrwirkung kommen, so dass der Baldrian dann stark anregt und nicht mehr beruhigt. Erst nach einer Pause von 4 bis 6 Wochen kann man Baldrian dann wieder zur Beruhigung verwenden.

Hat man das Einweichen morgens vergessen, kann man Baldrian abends mit kaltem Wasser ansetzen, langsam erhitzen und dann noch einige Minuten ganz sachte kochen lassen. Diese zweite Methode hat nicht ganz dieselbe Wirkung wie der Kaltauszug, hilft aber auch.

Baldriantee, auch für Augenleiden

Fast dieselbe Wirkung wie die Tinktur hat auch ein Tee aus dem Kaltauszug der Wurzel. Dazu setzt man morgens 1 Teelöffel der getrockneten Wurzeln mit 1/4 Liter kaltem Wasser an und lässt dies bis zum Abend ziehen, bringt es bis zum Siedepunkt, nimmt es vom Herd, lässt es noch einige Minuten ziehen, gießt es ab und trinkt den Auszug. Man kann ihn mit etwas Honig süßen.

Mit dem lauwarmen Baldriantee werden auch mit sehr gutem Erfolg Auswaschungen und Umschläge für die Augen gemacht, vor allem bei Augenschwäche und nervösen Augen, einschließlich des nervösen Blinzelns.

Baldriantee bei Frauenleiden

Der Tee ist vor allem für Frauen in den Wechseljahren sehr hilfreich. In dieser Zeit sollten sie öfter, jedoch nicht täglich, 1 Tasse Baldriantee trinken. Auch zur Vorbeugung kann man Baldrian verwenden: Wer regelmäßig 8 Tage vor der Periode beginnt, den Tee zu trinken, vermeidet damit starke prämenstruelle Schmerzen. Krampfhafte Periodenschmerzen können Sie mit einem mit Baldriantee oder verdünnter Baldriantinktur getränkten Unterleibswickel eindämmen.

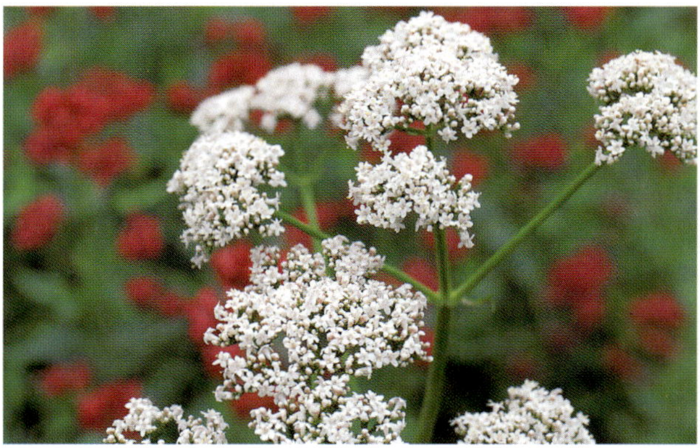

Natürliches Schlafmittel: Man schätzt den Baldrian wegen seiner beruhigenden Eigenschaften.

Beruhigendes Baldrianbad
Lassen Sie 100 Gramm getrocknete Baldrianwurzel mit 1 Liter kaltem Wasser 10 Stunden ziehen, und geben Sie die abgeseihte Flüssigkeit in das warme Badewasser. Sie können auch 200 Gramm Baldriantinktur in das fertige Vollbad geben. Das Bad wirkt entspannend, beruhigend und derart schlaffördernd, dass schon viele in der Badewanne eingeschlafen sind. Steigen Sie also nach spätestens 20 Minuten aus der Wanne!

Beifuß

Beifuß: bis zu 150 Zentimeter hoch; rispig verästelte, unten verholzte rotbräunliche Stängel; lanzettförmige Blätter mit dunkelgrüner Ober- und weiß-filzig behaarter Unterseite; Korbblütler; gelbe oder rötliche Blütenköpfe, ähren- oder rispenartig angeordnet; Blütezeit Juni bis September.

Der Beifuß *(Artemisia vulgaris)*, eine bei uns oft als Unkraut bezeichnete Pflanze, wächst überall dort, wo der Boden brachliegt, also auf Schuttplätzen, an Straßenrändern, an den Ufern von Gewässern und in lichten Gebüschen. Verwendet wird das Kraut am oberen Teil der Pflanze. Die Spitzen von 20 bis 30 Zentimeter Länge werden im Juli und August gesammelt und gebündelt an einem schattigen Ort getrocknet. Sie finden sowohl als Tee als auch als Gewürz Anwendung.

Beifußtee bei Verdauungsstörungen
Der Tee wird aus 1 bis 2 Teelöffeln des getrockneten Krauts als Aufguss (siehe Seite 10) bereitet und warm vor dem Essen getrunken. Er hilft bei Störungen im Verdauungstrakt, also bei allen Magen- und Darmbeschwerden, die von Mundgeruch und Völlegefühl über Appetitlosigkeit bis zu Gärungsdurchfällen reichen können. Beifußtee reguliert auch Störungen von Leber, Gallenblase und Bauchspeicheldrüse.

Beifußtee gegen Überreizung
Weil Beifuß den Gallensaft zum Fließen bringt, hilft er auch nervlich überreizten Menschen: Die entstaute Gallenblase unterstützt die Ableitung von Giftstoffen aus

der Leber und entgiftet damit den ganzen Körper. Diese Entgiftung beeinflusst das vegetative Nervensystem positiv. Kopfschmerzen oder Migräne, die von der gestauten Leber oder Gallenblase verschlimmert werden, werden gemildert und in manchen Fällen sogar geheilt.

Beifuß als Gewürz

Beifuß wird gerne als Gewürz verwendet, besonders bei allen fetten Fleisch- und Geflügelgerichten, wie Gänse-, Enten- oder Schweinebraten. In manchen Gegenden wird Beifuß auch als Würzzugabe in die Leberwurst gegeben, weil er hier sowohl den Geschmack der Wurst verbessert als auch ihre Verdauung erleichtert.

Beinwell: 30 bis 80 Zentimeter hoch; aufrechte, vierkantige, verzweigte Stängel mit weichen, behaarten, lanzettförmigen Blättern; rosaviolette oder gelbliche, glockige Blüten in traubenförmigen, hängenden Blütenständen; Blütezeit Mai bis Juli; Wurzelstock außen schwarz, innen weiß und schleimig; geruchlos; süßlicher Geschmack.

Beinwell

Beinwell *(Symphytum officinalis)* oder Beinwurz ist ein Volksheilmittel, das sich im Bereich der Knochenheilkunde und bei Entzündungen aller Art bewährt hat, denn das in seiner Wurzel enthaltene Allantoin regt zur Gewebeneubildung an. Beinwell gehört zur Familie der Raublattgewächse *(Boraginaceae)*, was man an den haarigen Blättern gut erkennt. Er wächst meist in Mengen an feuchten Standorten im Halbschatten der Weiden und Erlen um Teiche herum oder an Bächen.

Beinwelltinktur

Beinwelltinktur stellen Sie aus der getrockneten Wurzel her (siehe Seite 12). Von der Tinktur nimmt man bei allen Verletzungen der Knochen, auch bei Knochenbrüchen, 3- bis 5-mal pro Tag 10 bis 20 Tropfen mit etwas Wasser verdünnt ein. Man sollte die Beinwelltinktur niemals länger als höchstens 6 Wochen einnehmen, danach sollte unbedingt eine Pause von gleicher Länge folgen. Diesen Zyklus wiederholt man bei Bedarf. Äußerlich kann man die Tinktur, mit Wasser verdünnt, in Form von Umschlägen direkt auf die verletzten Stellen aufbringen. Wenn eine Entzündung außen sichtbar ist, sollte man auf die betroffene Stelle Umschläge legen und Einreibungen mit der Tinktur vornehmen.

Beinwelltinktur bei Magen- und Darmstörungen
Aber auch bei Entzündungen des Verdauungstrakts kann man die Tinktur innerlich mit gutem Erfolg einnehmen, denn der Wurzelstock enthält Gerbstoffe und hat durch seinen hohen Schleimstoffgehalt eine entzündungshemmende, reizlindernde Wirkung.

Beinwelltee und warme Umschläge
Die getrockneten Wurzeln werden sowohl für Beinwelltee zum Trinken als auch für warme Umschläge verwendet. Für den Teeaufguss nehmen Sie 1 Teelöffel klein geschnittene Beinwellwurzeln auf 1 Tasse kochendes Wasser (siehe Seite 10).

Für die Beinwellumschläge kochen Sie 100 Gramm getrocknete Beinwellwurzel mit 1 Liter Wasser 10 bis 15 Minuten lang. Nach dem Abseihen tränken Sie ein Leinentuch in der Flüssigkeit und legen es noch warm auf die Wunde, den Bruch oder die Entzündung.

Die im Wurzelstock des Beinwells enthaltenen Alkaloide sind nach neueren Forschungsergebnissen giftig. Daher sollte Beinwell innerlich nur nach Absprache mit dem Arzt angewendet werden. Achtung: Schwangere dürfen Beinwell nicht anwenden. In größeren Mengen wirkt Beiwell giftig.

Bier

Hatten die Bauern mehr Gerste angebaut, als sie an ihre Tiere verfüttern konnten, gaben sie diese in der Brauerei ab. Sie bekamen als Entgelt den »Haustrunk« geliefert. Dabei handelte es sich um ein Dünnbier, das weniger Alkohol enthielt als das in den Gaststätten gezapfte Bier. Dieses Dünnbier wurde auch in der Volksheilkunde eingesetzt. Man kann jedoch auch ganz normales Bier für Heilzwecke verwenden. Stark erhitztes Bier wurde bei Erkältungen getrunken, ähnlich wie der warme Apfelmost. Wenn jemand sehr krank und schwach war, bekam er zur Kräftigung warmes Bier schluckweise zu trinken, in das ein Hühnerei eingerührt war, oder eine warme Biersuppe mit Einlage.

Bierhefe zur Nachsorge

Hatte jemand eine schwere Erkrankung überwunden und kam danach nicht recht wieder zu Kräften, besorgte er sich Bierhefe, die er einige Wochen lang regelmäßig nahm. Die darin reichlich enthaltenen Vitamine und Vitalstoffe bauten ihn schneller wieder auf, und die Nachwirkungen der Erkrankung wurden wesentlich rascher überwunden.

Bierhefe gibt es auch heute noch in jeder Drogerie, Apotheke oder im Reformhaus zu kaufen.

Birke

Die Birke *(Betula)* ist dafür bekannt, dass sie die Böden auslaugt, also viel Wasser benötigt und sehr viele Mineralstoffe aufnimmt. Das bedingt ihre verschiedenen Indikationen in der Naturheilkunde: Die Birke wird gerne bei Mineralstoffstörungen und Unregelmäßigkeiten im Wasserhaushalt, bei Erkrankungen der Nieren und des Urogenitalsystems eingesetzt.

Frischer Birkensaft gegen Diabetes mellitus

Im Frühjahr wurden die Birken angeschnitten und unter den Schnitt ein Gefäß genagelt. Von dem aufgefangenen Saft trank man täglich ein Gläschen. Dadurch wurden die Nieren angeregt, der Blutzuckerspiegel bei Diabetikern wurde gesenkt und pendelte sich ein; der Zuckerkranke fühlte sich wesentlich besser.

Birkenblättertee gegen rheumatische Beschwerden

Durch seine ausscheidende Wirkung reagieren auch Menschen mit rheumatischen Beschwerden sehr gut auf diesen Tee. Auch Patienten mit Hauterkrankungen sprechen gut auf ihn an, da diese oft auf Stoffwechsel- und Entgiftungsstörungen beruhen.

Frischer Birkenblättertee im Winter

Wer nicht bis zum Frühjahr warten möchte, um frische Blätter zu haben, stelle sich ab Barbara (4. Dezember) junge Birkenreiser an einem warmen Ort in einer großen Vase mit Wasser ins Haus. Die dann schon vor oder ab Weihnachten frisch sprießenden jungen Blätter werden immer bei Bedarf abgepflückt und sofort zu einem harntreibenden Tee verarbeitet. Die frischen Birkenblätter sind sehr gesund und schmackhaft. Man kann sie im Frühjahr als Salat essen.

Birkenblättertee zur Anregung der Nierentätigkeit

Junge Birkenblätter werden als Tee zur Blutreinigung und zur Nierenanregung verwendet. Birkenblättertee ist eines der stärksten harntreibenen Mittel in der Volksheilkunde. Er hat den Vorteil, dass bei der Behandlung von Stauungen nur das Wasser und nicht die Mineralstoffe dem Körper entzogen werden. So kommt es trotz der starken Harnausscheidung niemals zu Nierenreizungen. Für den Tee werden je nach Bedarf 4 bis 8 frische Blätter aufgebrüht (siehe Seite 10). Man kann mehrere Tassen pro Tag trinken, da er sehr mild ist.

Birkenblätter sind Bestandteil zahlreicher Teemischungen gegen Stoffwechselerkrankungen, rheumatische Erkrankungen und Gicht. Birkenwasser wird als Haarwasser gegen Haarausfall, Schuppen und fettiges Haar verwendet.

Borretsch (Gurkenkraut)

Borretsch *(Borago officinalis)* ist ein in der Volksheilkunde beliebtes Hausmittel. Er lässt sich vielfältig bei Hautproblemen und Erkrankungen der Atem- und Ausscheidungsorgane einsetzen. Zubereitungen aus Borretsch müssen gefiltert werden, da die Haare dieses Raublattgewächses Allergien auslösen können.

Borretschtee bei Bronchial- und Nierenerkrankungen

Der Tee, der aus den frischen wie aus den getrockneten Blättern zubereitet werden kann, sollte stets mit sehr warmem, nicht mit kochendem Wasser aufgebrüht werden. Der Tee sollte auch immer recht warm getrunken werden. Er wird bei Bronchial- und Nierenerkrankungen sowie bei rheumatischen Beschwerden empfohlen, da er den Stoffwechsel anregt.

Der Borretsch ist reich an Schleimstoffen, weshalb er einen kühlenden und reinigenden Effekt auf den Organismus besitzt. Zubereitungen müssen gefiltert werden, da die Haare dieses Rauhblattgewächses Allergien auslösen können.

Borretschöl gegen Neurodermitis

Die ganze Borretschpflanze mit Stängel, Blättern und den blauen Blüten kann, wie auf Seite 13 beschrieben, auch zu Öl verarbeitet werden. Nach dem Abseihen wird dieses Öl für die Speisen und Salate der Neurodermitiker mit verwendet. Dadurch werden alle Speisen, auf die Patienten mit Neurodermitis sonst allergisch reagieren, verträglicher. Der Hauterkrankung wird durch die blutreinigende und schweißtreibende Wirkung des Borretschs teilweise ihre Grundlage entzogen, und andere Anwendungen können so besser wirken. Sie können mit der gleichen Methode auch einen ebenso wirksamen Borretschessig bereiten.

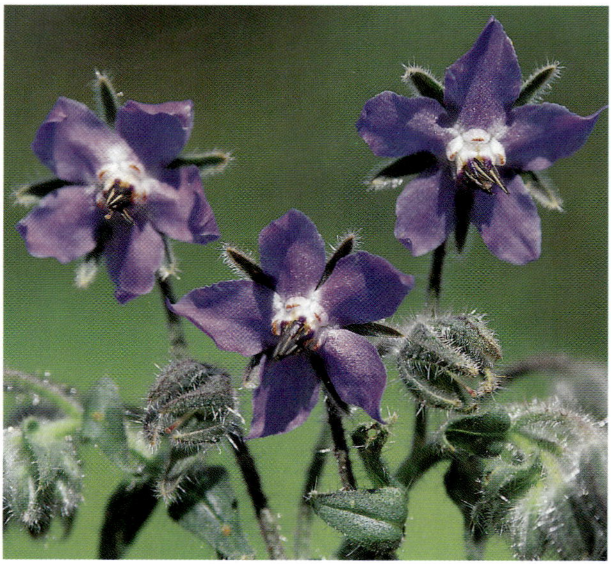

Die frischen Blätter des Borretschs haben einen gurkenähnlichen Geschmack und passen gut zu Salat. Getrocknet verlieren sie an Geschmack und Wirkung.

Brennnessel

Jeder hat sich schon als Kind einmal an einer Brennnessel »gebrannt« und hütete sich seither davor, ihr wieder zu nahe zu kommen. Dabei ist sie eine der hilfreichsten Heilpflanzen, denn ihre Wirkungen sind sehr vielfältig. Man verwendet in der Volksheilkunde die gesamte Pflanze. Von Mai bis Juli sammelt man (mit Handschuhen) die Blätter und trocknet sie an der Luft. Aus dem ganzen Kraut wird der Brennnesselsaft bereitet. Im Herbst wird die Wurzel ausgegraben und getrocknet.

Man unterscheidet generell zwei Arten, die Große und die Kleine Brennnessel (Urtica dioica und Urtica urens), die beide fast gleichwertig eingesetzt werden können.

Brennnesseltee als Nierentonikum

Die bekannteste Anwendung der frischen wie der getrockneten jungen Brennnesseltriebe ist sicher die als Teeaufguss (siehe Seite 10). Der Brennnesseltee wirkt stark nierenanregend und allgemein entschlackend und entstauend. Man kann ruhig 3 bis 5 Tassen pro Tag trinken, sollte aber nach einigen Wochen wieder eine längere Pause machen, damit die Wirkung auf den Körper erhalten bleibt. Wer auf Brennnessel allergisch reagiert, sollte anfangs nur getrocknete Brennnesseln für den Tee nehmen. Patienten, die unter einer eingeschränkten Nieren- oder Herztätigkeit leiden und dadurch häufig Wasseransammlungen im Gewebe haben, sollten zur Verwendung von Brennnesseln ihren behandelnden Arzt oder Heilpraktiker befragen.

Brennnesseln gegen rheumatische Beschwerden

Die Brennnessel wirkt nicht nur innerlich als Tee gegen die Erkrankungen des rheumatischen Formenkreises, sondern besonders tapfere Menschen können sie auch äußerlich anwenden.

Auf dem Land ließen sich früher manchmal Leute, die sehr stark unter rheumatischen Beschwerden litten, mit den großen Brennnesseln die nackte Haut auspeitschen.

Dies ergibt Quaddeln auf der Haut, also sehr starke und juckend-brennende Hauterhebungen. Die Rheumatiker hatten hinterher meist einige Zeit sehr viel weniger, manche sogar gar keine Schmerzen mehr. Auch heute gibt es wieder Patienten, die auf diese Anwendung schwören. Wer Allergiker ist, dem ist von dieser Rosskur aber dringend abzuraten, da er eventuell darauf mit einem allergischen Schock reagieren könnte.

Brennnesselsamen und -wurzeln bei Prostataleiden
Früher sagte man immer, dass Brennnesselsamen und die Brennnesselwurzeln gegen eine Erkrankung der Prostata wirken. Unbestreitbar ist auf jeden Fall die positive Wirkung der Pflanze auf den Nieren-Blasen-Bereich. Die Samen werden im Herbst, wenn sie leicht bräunlich werden, mit einem Handschuh von den Pflanzen gestreift und getrocknet.

Die Wurzeln sollten erst nach dem ersten strengeren Frost, wenn die Pflanze sich zurückgezogen hat, ausgegraben werden oder im Frühjahr, bevor die Kraft wieder in die Jungpflanzen geht.

Brennnesselwurzeln gegen Haarausfall
Der alkoholische Auszug der Brennnesselwurzeln (siehe Seite 11), auch Brennnesselspiritus genannt, wird in der Volksheilkunde gegen Haarausfall verwendet. Brennnesselspiritus wird nach dem Waschen kräftig in die Haare und vor allem in die Kopfhaut einmassiert. Vererbte Glatzenbildung bei Männern kann man damit freilich nicht aufhalten, aber bei krankhaftem Haarausfall ist dies als unterstützende Maßnahme recht gut, weil dadurch die das Haar ernährende Kopfhaut gut durchblutet und versorgt wird.

Brennnesselsaft zur Frühjahrskur
Sehr beliebt in der Volksheilkunde ist auch der Brennnesselsaft. Von ihm sagt man, dass er entschlackend, blutreinigend und aufbauend wirke. Man verwendet ihn daher in der Volksheilkunde bei allen Blutkrankheiten, bei rheumatischen Beschwerden, Gicht und auch bei allen Störungen des gesamten Verdauungstrakts.

Zur Gewinnung von Brennnesselsaft setzte man früher klein geschnittene Brennnesseln rund zwölf Stunden mit so viel Wasser an, dass die Brennnesseln damit bedeckt waren. Dann gab man sie in einen Leinensack und drückte diesen kräftig aus. Von diesem Saft nahm man dreimal pro Tag einen Esslöffel voll mit etwas Wasser verdünnt ein.

Heute gibt man die Brennnesseltriebe in einen elektrischen Entsafter und stellt einen Frischsaft her, von dem man 1- bis 3-mal täglich 1 Teelöffel voll mit etwas Wasser verdünnt trinkt. Die kurmäßige Anwendung sollte auf 4 bis 6 Wochen begrenzt werden. Nach einer Pause von einigen Wochen kann man sie wiederholen.

Brennnesselspinat zur Entgiftung

Der Brennnesselspinat aus der frischen Pflanze muss, wie der Volksmund sagt, im Frühjahr mindestens siebenmal gegessen werden. Dadurch wird der ganze Magen gereinigt, der Verdauungstrakt und das Blut von Giften befreit und damit der ganze Körper entschlackt. Außerdem soll der Spinat Blut bildend und milchtreibend sein. Zudem schmeckt er sehr gut, und das ist ein Grund mehr, ihn zu essen.

Manch einer behauptet sogar, dass er mit einer Brennnesselkur seinen erhöhten Blutzucker wieder gesenkt und stabilisiert habe. Da die Brennnessel stark den Stoffwechsel beeinflusst, ist dies denkbar, vorausgesetzt, man hat gleichzeitig solide gelebt.

Brennnesselspinat

Man rechnet pro Person etwa 150 bis 200 Gramm frische Brennnesseln. Man sollte für den Brennnesselspinat nur die kleinen, bis etwa zehn Zentimeter hohen Pflanzentriebe der kleineren Brennnesselart nehmen. Diese werden sauber verlesen, in wenig Wasser weich gekocht und mit dem Mixer oder dem Pürierstab zerkleinert. Abgeschmeckt wird der Spinat mit Salz, Pfeffer und Muskatnuss. Wer möchte, kann den Spinat mit etwas Dinkelmehl oder Weizenmehl eindicken.

Brombeere

Die Brombeere *(Rubus fructicosus)* und ihre Blätter spielen auch in der Volksheilkunde eine wichtige Rolle: Man trocknete die Blätter der Brombeeren für den Tee, aber man fermentierte sie auch. Dazu wurden sie frisch von wilden Pflanzen gepflückt und fest zu Bündeln zusammengeschnürt. Diese Bündel legte man an trockene, schattige Plätze, so dass Luft, aber keine Feuchtigkeit an sie herankam. Nach einigen Wochen hatten sich die Blätter grünlich braun verfärbt und waren ausgetrocknet. Löste man die äußeren Schichten dieses Pakets, sah das fermentierte Innere dunkler aus und verströmte einen verführerischen Duft.

In Europa existieren über 100 verschiedene Arten von Brombeeren und mehrere tausend Zwischenformen. Das Rosengewächs und seine Früchte sind seit alters wegen ihrer adstringierenden, blutreinigenden und tonisierenden Eigenschaften geschätzt.

Brombeerblättertee bei Infektionen der Schleimhäute
Gegen entzündete Schleimhäute verwendet man Brombeerblättertee aus getrockneten, frischen oder fermentierten Blättern. Man brüht dazu 2 Teelöffel der Blätter auf (siehe Seite 10). Bei Grippe, Hals-, Rachen- und Mandelentzündungen, bei offenen Stellen in der Mundschleimhaut oder empfindlichem und entzündetem Zahnfleisch gurgelt man mehrmals täglich mit dem Tee. Bei Zahnfleischbluten kann man auch die ganz frischen, noch jungen Blätter vom Strauch kauen. Sie schenken außerdem einen frischen Atem. Bei gereizten Schleimhäuten im Magen-Darm-Bereich trinkt man den Brombeerblättertee etwas schwächer, nämlich mit 1 Teelöffel Blätter auf 1/4 Liter Wasser.

Brombeersaft bei fiebrigen Erkrankungen
Aus den reifen Brombeeren wurde auch ein wohlschmeckender Saft bereitet, der besonders den Kleinen, mit Wasser verdünnt, bei Kinderkrankheiten mit Fieber sowohl als Durstlöscher als auch als leicht fiebersenkendes Mittel verabreicht wurde.

Brombeeren gegen Durchfall
Bei Durchfallerkrankungen nimmt man in Stundenabständen einen Teelöffel voll getrockneter Brombeeren in den Mund und zerkaut sie vor dem Schlucken intensiv mit viel Speichel. Dies wiederholt man so oft, bis der Durchfall sich merklich bessert.

Der Wirkstoff, der bei allen Anwendungen mit Eichenrinde zum Tragen kommt, ist der so genannte Catechingerbstoff.

Eiche

Die Eiche *(Quercus)* spielt, nicht nur in den Gegenden, wo sie häufig vorkommt, in der Volksheilkunde eine recht große Rolle. Für Heilzwecke wird die Rinde von den jungen Trieben gelöst, in Stücke geschnitten und möglichst rasch getrocknet. Diese Rinde enthält sehr viele Gerbstoffe, die man innerlich wie äußerlich nutzen kann. Die Gerbsäure wirkt zusammenziehend auf die Haut und auf die Schleimhäute, die mit ihr in Berührung kommen. Außerdem wirken die Gerbstoffe entzündungshemmend, bei Durchfällen stopfend und den Darm kräftigend.

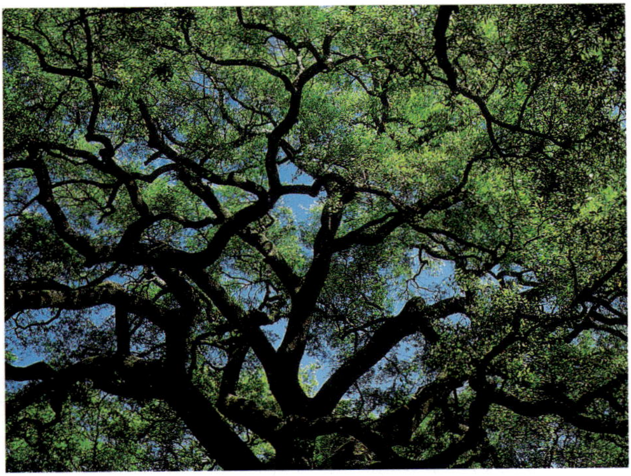

Die Stileiche oder Sommereiche bevorzugt feuchte Böden und findet sich oft in Mischwäldern, während die Trauben- oder Wintereiche sich im gebirgigen Gelände wohler fühlt.

Eichenrindensitzbäder gegen Hämorrhoidalleiden
Bei Hämorrhoidalleiden macht man sich die zusammenziehende Wirkung der Eiche zunutze, indem man ein Sitzbad mit einem Absud der Rinde anwendet.
1 Hand voll klein geschnittener Eichenrinde wird mit etwa 2 Liter Wasser kalt angesetzt, zum Kochen gebracht und 10 Minuten sprudelnd gekocht. Man seiht die braune Brühe ab und verdünnt sie mit Wasser auf die Menge, die man in einer kleinen Wanne für ein Sitzbad benötigt. Dabei kommt es vor allem auf die richtige Badetemperatur, etwa 35 bis 37 °C, an. Zu heiß und auch zu kalt schadet das Bad mehr, als es nützt.
Dieses Sitzbad wendet man 1-mal pro Tag gegen seine Beschwerden an. Nach dem Bad lässt man sein Gesäß möglichst an der Luft trocknen und führt dann ein entzündungshemmendes Gemisch aus Ringelblumensalbe und Honig in den After ein.

Das Eichenrindenbad kann man auch bei starken Schweißfüßen als Fußbad anwenden. Durch die zusammenziehende Wirkung der Gerbsäure wird der Schweißfluss an den Füßen langsam eingedämmt.

Eichenrindentee gegen Durchfall und Halsschmerzen
Bei Durchfallerkrankungen wird aus der Eichenrinde ein Tee zubereitet, indem man 1 Teelöffel Eichenrinde mit 1 Tasse Wasser kalt ansetzt, 2 bis 3 Minuten kocht und davon täglich mehrere Tassen trinkt. Wenn der Durchfall abgeklungen ist, sollte man mit dem Teetrinken sofort aufhören, damit es nicht zu einem übermäßigen Zusammenziehen der Darmschleimhäute kommt.
Bei Halsschmerzen aller Art sollte man tagsüber etwa alle 2 Stunden mit Eichenrindentee kräftig gurgeln, ihn aber nicht hinunterschlucken! Nachdem der Hals ausgeheilt ist, schält sich oftmals die Haut im Hals, sowie sich darunter neue Schleimhaut gebildet hat.
Der Tee wird auch bei Mundfäule oder Soor angewendet. Selbst bei schlechten Zähnen, wenn die bakterielle Flora in der Schleimhaut um die Zähne nicht gesund ist, wird der Tee mit gutem Erfolg eingesetzt.

Eicheltee bei Verdauungsstörungen

Aus den Eicheln wird gegen Magen- und Darmstörungen ein recht bitter schmeckender Tee zubereitet. Die getrockneten Eicheln – oder im Herbst die frischen Eicheln – werden etwas zerquetscht, mit kaltem Wasser angesetzt, zum Kochen gebracht und 2 bis 3 Minuten lang gekocht, sie sollten dann 5 Minuten ziehen, bevor man sie abseiht. Der Tee wird ungesüßt warm in kleinen Schlucken getrunken.

Eichenrindenabsud bei Wunden als Umschlag

Mit einem Tee aus der Eichenrinde kann man Leinen- oder Baumwolltücher tränken und mit ihnen feuchte, lauwarme Umschläge bei Wunden und Unterschenkelgeschwüren durchführen. Den Umschlag sollte man sehr oft wechseln, so dass er immer feucht ist. Durch die stark zusammenziehende Wirkung der Gerbsäure kommt es zu einer schnelleren Granulation der gesamten Wundoberfläche oder der offenen Stellen.

Die offenen Stellen an den Beinen bei Unterschenkelgeschwüren werden bei jedem Verbandswechsel ebenfalls mit Eichenrindentee ausgewaschen. Auch chronische Ekzeme sprechen auf Waschungen und Bäder mit Eichenrindentee an.

Eichenrindenumschlag bei Kropf

Im Raum Nordhalben im Frankenwald legt man noch heute im Fall eines Kropfs einen heißen Eichenrindenumschlag um den Hals an, der mit einem warmen Tuch umwickelt wird. Dabei wird nicht nur der Absud verwendet, sondern die heißen Eichenrindenstücke selbst auf die Haut gebracht. Den Umschlag gibt man so heiß wie man es ertragen kann um den Hals und belässt ihn dort, so lange es noch angenehm ist. Er sollte immer dann, wenn die Schilddrüse Beschwerden bereitet, bis zu 6-mal täglich angewendet werden.

Für die Zwecke der Volksheilkunde wird nur diejenige Eichenrinde verwendet, die noch keine Borke aufweist und nicht von Flechten besetzt ist. Meist glänzt diese junge Rinde, daher wird sie auch Spiegelrinde genannt. Im Frühjahr, wenn die Säfte ins Holz steigen, lässt sie sich leicht vom Holz schälen.

Engelsüß

Engelsüß: 10 bis 50 Zentimeter hoch; langgestielte Wedel mit lanzettförmigen, gesägten, parallel stehenden Blättern; auf der Blattunterseite doppelreihig angeordnete gelbe und braune Sporenhäufchen; Sporenreife Juni bis August; dicklicher, fleischiger, mit Schuppen bedeckter Wurzelstock, liegt auf oder wenig unterhalb der Bodenoberfläche.

Engelsüß, Engelwurz oder Tüpfelfarn, auch Erdfarn, Otternkraut, Süßholz oder Steinlakritze werden die langen grünen Wedel genannt, die auf kalkarmen, humusreichen Waldböden gedeihen und oft auch im Winter grün bleiben.

Die sehr süß schmeckenden Wurzeln des Engelsüßfarns *(Polypodium vulgare)* werden in der Volksheilkunde nicht nur für Tee verwendet, sondern wurden in Zeiten des Mangels oft auch frisch gegessen. Sie enthalten Gerbstoffe, Saponine, Zucker, ätherische Öle, harzartige Bitterstoffe und Schleimstoffe.

Engelsüßtee gegen Gicht und rheumatische Schmerzen

Für den Tee kocht man 1 bis 2 Esslöffel dieser getrockneten Farnwurzeln kalt auf (siehe Seite 10) und lässt sie 5 Minuten lang sprudeln. Der Tee wird bei rheumatischen Beschwerden und Gicht ungesüßt getrunken. Da er auch die Galle zum Fließen bringt, entgiftet er den ganzen Körper und bringt so eine allgemeine Besserung. Selbst wenn der Engelsüßtee mit Honig oder Zucker besser schmecken sollte, empfiehlt es sich, ihn ungesüßt zu trinken. Durch die Zugabe von Zucker verringert sich nämlich die gallenflussfördernde Wirkung. Bei leichteren Erkrankungen reichen meist 2 bis 3 Tassen pro Tag, um eine gewisse Besserung zu erreichen. Bei schwereren Erkrankungen wird Engelsüßtee zumindest als Zusatztherapie eingesetzt; dann kann man schon 5 bis 6 Tassen pro Tag trinken. Er bringt dann etwas Besserung bei starken Schmerzen.

Engelsüßtee gegen Melancholie

Weil er den Gallenfluss verbessert, wurde der Tee aus der Wurzel des Tüpfelfarns früher auch oft gegen Schwermut und Depressionen eingesetzt.

Engelsüßtee zur Entschleimung der Lunge

Wenn jemand unter Heiserkeit, Husten und anderen Erkrankungen der Lunge leidet, reicht man den Engelsüßtee meist kräftig mit Honig nachgesüßt. Er soll dabei so heiß wie möglich getrunken werden. Der Tee fördert die Entschleimung und erleichtert so die Atmung.

Engelsüßpulver als Ersatz für Tee

Als Pulver kann Engelsüß ebenfalls angewendet werden. Dazu reibt man die Wurzeln des Engelsüß fein und mischt dieses Pulver unter Honig, Marmeladen oder Fruchtmus. Bei den Marmeladen und dem Fruchtmus spart man dadurch den sonst üblichen Zucker. Man isst das Pulver so untergemischt auf Brot oder zu Speisen zusammen mit einem Fruchtkompott. Dies ist besonders wichtig für Diabetiker, die sich so z. B. auch Pfannkuchen versüßen können, ohne Schaden daran zu nehmen.

Engelsüßpulver wird bei denselben Erkrankungen wie Engelsüßtee eingesetzt, also bei rheumatischen Beschwerden, Gicht und Lungenerkrankungen.

Erdbeere

Wenn in der traditionellen Volksheilkunde von der Erdbeere geredet wird, dann ist stets die wilde kleine und sehr aromatische Walderdbeere *(Fragaria vesca* bzw. *Fragaria vulgaris)* gemeint. Die Gartenerdbeere ist ihr zwar ähnlich, aber in der Heilwirkung wesentlich schwächer. Dafür reagieren Allergiker auf die Walderdbeere meist weit empfindlicher: Von Erdbeeren bekommen viele Leute Hautallergien, aber auch Störungen des Verdauungstrakts.

Erdbeertee gegen entzündete Schleimhäute

Getrocknete Erdbeerblätter werden in der Volksheilkunde gerne für einen Haustee verwendet, weil sie ihm einen besonderen Geschmack verleihen. Sie werden oft zusammen mit Himbeer- und Brombeerblättern entweder getrocknet oder fermentiert und anschließend als Teeaufguss (siehe Seite 10) zubereitet. Der Tee aus den Wurzeln und Blättern der wilden Erdbeere wirkt zusammenziehend und entzündungshemmend und wird gerne als Gurgelmittel bei Entzündungen im Mund- und Rachenbereich eingesetzt. Wenn die Schleimhäute im weiteren Verlauf des Verdauungstrakts – also im Magen- und Darmbereich – gereizt sind, sollte man diesen Tee ungesüßt trinken, auch wenn die Reizungen mit einem leichten Durchfall einhergehen. Durch das Weglassen von Zucker wird der Gallenfluss nicht beeinträchtigt.

Walderdbeere: 5 bis 20 Zentimeter hohe Rosettenstaude mit kriechenden Ausläufern, langgestielte, dreizählige Blätter mit hellgrüner Oberseite und weißlicher bis graugrüner behaarter Unterseite; weiße Blüten mit grünen Kelchblättern; Blütezeit Mai bis Juni.

Erdbeertee bei Gallenblasenbeschwerden

Bei einer leichten Gelbsucht, also einem Gallenstau, bringt dieser Tee ebenfalls etwas Besserung. Die Anwendung der frischen Früchte zur Verbesserung der Funktionen von Leber und Gallenblase wurde bereits im Altertum gepriesen und ist von der modernen Wissenschaft bestätigt. Als Leberkur essen Sie alle 7 Tage 3-mal täglich 125 Gramm Walderdbeeren.

Essig

Essig spielt in der Volksheilkunde eine sehr große Rolle: Mit Wasser verdünnt, wird er vor allem für Umschläge bei Prellungen, Schwellungen und dergleichen benutzt. Aber auch bei Wickeln, gegen Insektenstiche und zum Ausgleich von Mineralstoffmängeln findet der Essig immer wieder Verwendung.

Essigwasser gegen Fieber

Zur Unterstützung der Wirkung von Wadenwickeln zur Fiebersenkung kennt man in der Volksheilkunde auch den so genannten Essigsocken. Man nimmt ein Paar Wollsocken, tränkt sie in Essigwasser, wringt sie aus und zieht diese getränkten Socken dem Kranken an. Diese

Anwendung darf man nur durchführen, wenn der Kranke warme Füße hat. Bei kalten Füßen wirkt sie sich schädigend auf seinen Zustand aus.

Man kann dem Fieberkranken mit einem leichten Essigwasser den ganzen Körper immer wieder abwaschen. Das senkt die Temperatur, nimmt den Schweiß weg und tut dem Kranken sehr gut. Nach mehreren Waschungen mit Essigwasser sollte man Patienten mit empfindlicher Haut unbedingt mit einem Pflege- oder Hautfunktionsöl oder mit Ringelblumensalbe einreiben, da der Essig die Haut auslaugt.

Apfelessig mit kohlensäurehaltigem Mineralwasser versetzt, gehört zu den vitaminreichsten Muntermachern. Trinken Sie jeden Morgen ein Glas davon.

Essig auf Zucker bei Schluckauf

Um einen anhaltenden Schluckauf (Singultus) zu beenden, nimmt man ein mit Essig oder mit Weinessig getränktes Stück Zucker und lässt es langsam auf der Zunge zergehen. Der flüssige Essigzucker sollte ganz langsam in den Hals hinuntergleiten. Der Schluckauf hört in den allermeisten Fällen sofort auf.

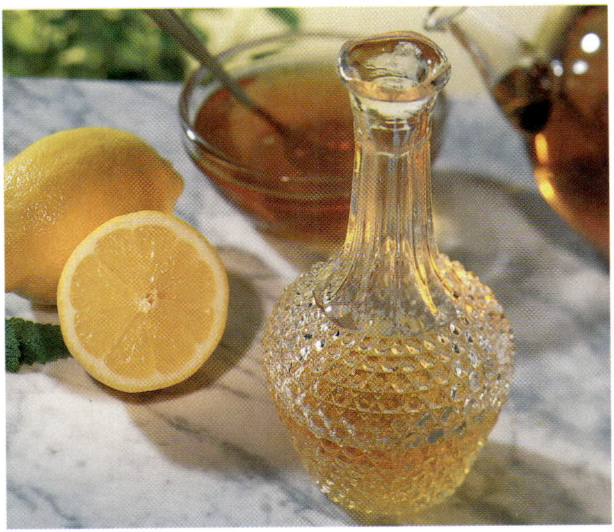

Man verwendete in der alten Volksheilkunde den Essig auch als geeignetes Konservierungsmittel. Fein geschnittene Kräuter wurden gut mit Essig bedeckt. So hielten sie sich frisch und konnten zu Heilzwecken eingesetzt werden.

Essig als Insektenschutz

Wer im Sommer in den Wäldern Beeren und Pilze sucht, ist oft ein willkommenes Opfer von Fliegen und Stechmücken. Ein kleines Fläschchen gewöhnlicher Essig, den man zur Hälfte mit Wasser verdünnt, kann als natürliches und biologisches Insektenschutzmittel auf jeder Wanderung oder Reise in der Tasche mit dabei sein. Mit dieser Lösung reibt man sich Gesicht, Arme und Beine ein und hat so mindestens eine halbe Stunde vor den Angriffen seine Ruhe.

Faulbaum: bis zu sechs Meter hoher Strauch mit aufrechten Stämmen und schwarzgrauer, weiß-rissiger Rinde; Blätter wechselständig, eiförmig, glänzend; Blütezeit April bis Juli; aus den Blüten entwickeln sich erst grüne, dann schwarze Steinfrüchte. Achtung: Die Beeren sind giftig!

Faulbaum

Der Faulbaum *(Frangula alnus* bzw. *Rhamnus frangula)* hat in der Volksheilkunde aufgrund seiner darmreinigenden Wirkung ein sehr hohes Ansehen. Die Faulbaumrinde wirkt gallenflussfördernd und regt den Dickdarm zur Schleimproduktion an.

Die faulig riechende braunrote Jungrinde wird im Frühjahr gesammelt; sie lässt sich bei feuchtem Wetter leicht von den jungen Ästen entfernen. Die Faulbaumrinde sollte man nach dem Trocknen mindestens ein Jahr lang ablagern, bevor man sie verwendet, weil sie sonst auch äußerst unangenehme Beschwerden in Magen und Darm sowie Brechreiz auslösen kann. Auch sollten Frauen während der Schwangerschaft und Stillzeit die Rinde nicht verwenden.

Faulbaumrindentee gegen Verstopfung

Von der getrockneten und gut abgelagerten Rinde des Faulbaums setzt man 1 Teelöffel voll morgens mit 2 Tassen kaltem Wasser an, erwärmt das Ganze abends etwas, seiht es ab und trinkt den Aufguss vor dem Schlafengehen. Wer es eilig hat, kann die Rinde auch heiß aufbrühen und 10 Minuten ziehen lassen. Dieser Tee wirkt stark abführend und entzieht dabei dem Körper sehr viele Mineralstoffe. Deshalb sollte er nur in Ausnahmefällen eingenommen werden!

Fichte

Die Fichte *(Picea abies)* ist als schnell wachsender Nadelbaum schon im Mittelalter auf den kahlen Flächen der Mittelgebirge angepflanzt worden. Diese Monokulturen haben die ursprünglich heimischen Laub- und Mischwälder verdrängt und ganzen Landschaftsbereichen ein anderes Gesicht gegeben.

Fichtenwasser
In der Volksheilkunde werden ab Ende April die frischen hellgrünen Frühjahrstriebe der Fichten gesammelt, klein geschnitten, in Wasser ausgekocht und anschließend abgeseiht.
Dieser bitter schmeckende Absud wird bei rheumatischen Krankheiten und bei flechtenartigen Hautausschlägen tagsüber löffelweise gegeben.

Fichtenspitzensirup
Besser als Fichtenwasser schmeckt Fichtenspitzensirup, der gegen Erkältungen angewendet wird: Man gibt in ein Einmachglas eine etwa 2 Zentimeter hohe Lage frischer Fichtentriebe und drückt diese fest zusammen. Darüber kommt eine Lage Kristallzucker oder Honig, so dass die Fichtentriebe davon ganz bedeckt sind. Danach folgt wieder eine Lage Fichtenspitzen, bis das Glas voll ist. Die letzte Lage obenauf sollte wieder Zucker oder Honig sein. Das verschlossene Glas stellt man in die Sonne, und schon nach kurzer Zeit füllt ein schöner grüner Sirup das Glas etwa zur Hälfte. Nach 10 Wochen kommt die Mischung in ein grobes Sieb oder ein grobes Leinensäckchen und tropft dort 24 Stunden lang ab.

Aus Fichtenwasser wird auch ein leicht bitter schmeckender Fichtenspitzenhonig gemacht. Der Abkochung wird etwa die gleiche Menge Zucker zugesetzt und so lange gekocht, bis sich daraus ein sämiger Sirup bildet.

Bei allen Erkältungskrankheiten mit Husten lässt man 1 Teelöffel Fichtenspitzenhonig im Mund zergehen und langsam den Hals hinunterfließen. Der Hustenreiz wird dadurch gelindert und die Krankheit abgekürzt.

Fichtenfranzbranntwein gegen Lungenentzündung

Auch der Franzbranntwein ist aus der Volksheilkunde kaum wegzudenken. Verwendet wird er meist für die äußerliche Behandlung. Man bereitet im Frühjahr einen Auszug (siehe Seite 11) aus den jungen Trieben der Fichte, die man locker in eine Flasche füllt und mit klarem Branntwein aufgießt.

Wenn jemand sehr krank war und lange Zeit im Bett liegen musste, wurden ihm jeden Tag morgens und abends Brust und Rücken mit einer Bürste so lange massiert, bis sich die Haut rötlich verfärbte. Dann wurde der Kranke sofort mit Franzbranntwein eingerieben und wieder warm eingepackt. Dadurch wurde die damals in den ungeheizten Häusern bei Bettlägerigen so gefürchtete Lungenentzündung vermieden.

Man kann mit dem Franzbranntwein auch alle schmerzenden Gelenke und Muskeln einreiben. Dies hilft besonders dann sehr gut, wenn es zu Reizungserscheinungen mit lokalen Entzündungen kommt.

Fichtenwein

Wenn man nicht richtig Wasser lassen kann – egal ob durch Stauungen der Nieren, durch Blasensenkung oder durch eine Vergrößerung der Prostata bei Männern –, nimmt man einige kleine Gläschen Fichtenwein über den Tag verteilt, aber insgesamt nicht mehr als 0,2 Liter täglich, zu sich. Dies verbessert in den meisten Fällen den Abfluss des Urins enorm.

Für den Fichtenwein werden 1 Liter Wein oder Apfelmost in kaltem Zustand 2 Hand voll frische Fichtenspitzen zugesetzt, und das Ganze wird 5 Minuten kräftig aufgekocht. Man kann nach Geschmack etwas Honig zugeben, der Wein soll aber nur mäßig süß schmecken.

Fichtenbad bei Erkältung
Mit getrockneten Fichtenspitzen, von denen man 1 Hand voll mit kaltem Wasser ansetzt, alles langsam zum Kochen bringt und nach kurzer Zeit abseiht, lässt sich ein wunderbarer Badezusatz herstellen. Das grünliche, herrlich duftende Wasser wird bei Erkältungskrankheiten, aber auch bei rheumatischen Beschwerden oder Bronchialerkrankungen dem Vollbad zugesetzt.

Fieberklee

Fieberklee: 15 bis 30 Zentimeter hohe Pflanze mit geradem Stängel, grundständigen, dreizähligen, langstieligen Blättern; kriechender, schuppenartig bewachsener Wurzelstock; Blütezeit April bis Juni; weiße oder zartrosa Blüten, die in Trauben an der Stängelspitze wachsen; sie haben grüne Kelche, violette Staubbeutel und bilden nach der Blütezeit zweiklappige Fruchtkapseln aus.

Den Fieberklee *(Menyanthes trifoliata)*, in manchen Gegenden auch Bitterklee genannt, findet man in moorigen, sumpfigen, schlammigen und nassen Gebieten. Es werden von ihm nur die Blätter verwendet.

Fieberkleetee gegen fieberhafte Erkrankungen
Fieber ist keine Krankheit, sondern eine Begleiterscheinung, die als natürlicher Mechanismus bei verschiedenen Erkrankungen auftritt. Der Körper wehrt sich damit gegen Krankheitserreger, deshalb sollte Fieber nicht grundsätzlich unterdrückt werden. Nur wenn es bedrohlich ansteigt oder anhält, empfiehlt sich der Griff in die Hausapotheke. Man brüht 1 Teelöffel der getrockneten Blätter auf (siehe Seite 10). Der Tee senkt zwar nicht das Fieber, macht es jedoch erträglich, und die Patienten sind nach seinem Abklingen wieder schneller auf den Beinen. Auch macht er dem Kranken durch seine verdauungsanregenden Bitterstoffe etwas Appetit, was ebenfalls die Heilung fördert. Bei Fieber kann man ohne Bedenken 3 bis 4 Tassen Tee pro Tag trinken.

Fieberkleetee bei Magen- und Darmstörungen
Da er Bitterstoffe enthält, kann Tee aus Fieberkleeblättern bei allen Magen- und Darmstörungen, die mit Fieber einhergehen, gute Dienste leisten, ebenso bei Gal-

Fieberklee ist heute geschützt und sollte deshalb nicht selbst gesammelt werden. Über die Apotheken bekommt man aber die getrockneten Blätter für den Hausgebrauch.

lenabflussstörungen mit und ohne Gallensteinen. Man sollte sich jedoch hüten, Fieberkleetee bei einer akuten Gastritis oder bei Geschwüren im Magen oder im Zwölffingerdarm einzusetzen. Hier kann er mehr schaden als nützen.

Frauenmantel

Das Rosengewächs Frauenmantel *(Alchemilla vulgaris)* wächst in ganz Europa an feuchten Stellen auf Wiesen, Weiden und an Waldrändern. Der Frauenmantel verdankt den Namen seiner Blattform, die bei etwas Phantasie wie ein kleiner aufgeschlagener Mantel aussieht. Beim Frauenmantel werden die Samen ohne Befruchtung gebildet, es findet also kein Austausch von Erbanlagen statt. Die Jungpflanzen sind folglich mit ihrer Mutterpflanze identisch.

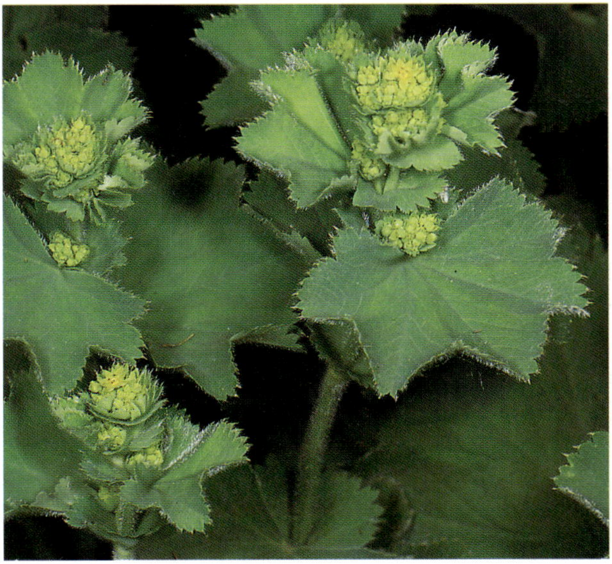

Der Frauenmantel wird auch Röckli, Frauenhilf und Frauenrock genannt; wegen der aus der Pflanze ausgepressten Wassertropfen heißt er auch Taukraut oder Perlkraut.

Frauenmanteltee gegen alle Frauenbeschwerden

Seine entzündungshemmenden, magenwirksamen, beruhigenden und wundheilenden Eigenschaften werden, wie der Name schon kundtut, in der Volksheilkunde besonders bei Frauenleiden, also bei prämenstruellen Schmerzen, gegen zu starke Monatsblutungen und bei Wechseljahrebeschwerden eingesetzt: Man bereitet einen Teeaufguss aus 1 Esslöffel getrocknetem oder frischem Kraut (siehe Seite 10). Man trinkt davon jeden Tag – solange die Beschwerden anhalten – einige Tassen. Bei jungen Mädchen, die eine unregelmäßige oder sehr schwache Periode haben, dient der Tee zur Stabilisierung des Zyklus. Viele schwören auch darauf, dass die im Gesicht auftretenden unangenehmen Pickel, die meist erst mit der regelmäßigen Periode vergehen, durch Frauenmanteltee schneller verschwinden.

Äußerlich kann der Tee bei Ausfluss (Weißfluss) zu Scheidenspülungen und Waschungen angewendet werden. Mit Frauenmanteltee getränkte Kompressen lindern Schwangerschaftsstreifen.

Frauenmanteltee bei Magen- und Darmbeschwerden

Der Tee wird auch gerne bei allen leichteren Beschwerden im Magen- und Darmbereich eingesetzt. 1 Tasse Frauenmanteltee, dem vielleicht noch ein anderes Bitterkraut zugesetzt ist, beispielsweise Tausendgüldenkraut, etwas Wermut oder auch der weniger bitter schmeckende Beifuß, lindert Magenschmerzen.

Frauenmanteltee wurde und wird auch bei Durchfällen mit eingesetzt. Dauern derartige Verdauungsstörungen länger als 3 Tage an, sollten Sie unbedingt einen Arzt oder Heilpraktiker zurate ziehen. Dies gilt besonders bei Kindern und bei alten Leuten, bei denen ein länger andauernder Durchfall durch den zu großen Flüssigkeitsverlust sogar lebensgefährlich werden kann.

Frauenmantel: 10 bis 30 Zentimeter hoch; hellgrüne, schlanke Stängel und große, einzeln um den Stängel herumwachsende, fast kreisförmige, gezähnte, lappige Blätter; Blütezeit Mai bis Oktober; hellgrüne winzige Blüten, die in doldenähnlichen Rispen wachsen; schwärzlicher kräftiger Wurzelstock; geruchlos.

Gänseblümchen

In der Volksheilkunde haben diese kleinen Korbblütler *(Bellis perennis)*, die auch Maßliebchen oder Tausendschön genannt werden, schon immer den ihnen gebührenden Platz. Sie werden als Tee bei vielen Schleimhaut- und Hauterkrankungen verwendet, bei Magen-, Darm-, Leber- und Gallenblasenerkrankungen, ebenso bei Entzündungen im Urogenitalbereich und bei Infektionen der Atemwege. Auch bei allen Krämpfen leichterer Art können die Gänseblümchen sehr hilfreich sein. Der Tee wird am besten als Aufguss aus 1 bis 2 Teelöffeln frischer Blüten zubereitet (siehe Seite 10). Man kann ohne Bedenken 4 bis 5 Tassen pro Tag trinken.

Gänseblümchentee bei Hauterkrankungen

Wer unter juckenden, brennenden Entzündungen der Haut leidet oder sehr schlecht heilende Wunden hat, sollte Gänseblümchentee auch äußerlich als Einreibung oder als Umschlag anwenden.

Frischer Gänseblümchenpresssaft zur Frühjahrskur

Im Frühjahr nehmen manche Leute den frischen Presssaft als Reinigungskur. Die Blüten werden dazu zerkleinert und im Entsafter ausgepresst. Von diesem Saft sollte man über einen Zeitraum von 3 bis 4 Wochen täglich 2- bis 3-mal 1 Teelöffel voll nehmen.

Da die Blüten der Gänseblümchen uns in der Natur von März bis in den Oktober hinein frisch zur Verfügung stehen, sollte man dies nutzen und möglichst nur in der kalten Jahreszeit getrocknete Blüten verwenden.

Gänsefingerkraut

Das Gänsefingerkraut *(Potentilla anserina)*, auch oft nur Anserine genannt, wächst fast überall und ist ein wichtiges Mittel der Volksheilkunde. In manchen Gegenden wird es auch Krampfkraut genannt, was schon auf seine Wirkung hinweist: Gerbstoffe, Bitterstoffe und spasmolytisch (krampflösend) wirkende Stoffe helfen Frauen bei Unterleibskrämpfen und Menstruationsbeschwerden. Es wird meist das Kraut, manchmal auch die Wurzel gegen Muskel- und Magenkrämpfe verwendet.

Gänsefingerkrauttee gegen Verdauungsbeschwerden
Solange es frisches Gänsefingerkraut gibt, also von Mai bis Oktober, sollte man den Tee mit frischem Kraut und kochendem Wasser aufgießen (siehe Seite 10). Der Tee wirkt im Darm entkrampfend und wird deshalb bei allen Magen- und Darmerkrankungen, die mit Krampfneigung einhergehen, eingesetzt. Gänsefingerkrauttee benutzt man auch bei Entzündungen der Mund- und Rachenschleimhaut.

Gänsefingerwurzelmilch gegen Unterleibskrämpfe
Durch Pfarrer Kneipp hat sich auch der heiße Milchabsud aus der Wurzel in die Volksmedizin eingebürgert. Hierbei wird 1 Teelöffel getrocknete Wurzelstücke des Gänsefingerkrauts mit 1/4 Liter kochender Frischmilch überbrüht und 5 Minuten ziehen gelassen. Je nach Bedarf werden von dieser möglichst heiß getrunkenen Milch einige Tage lang 2 bis 3 Tassen täglich genommen. Diese Milch hilft Frauen bei allen krampfartigen Unterleibsbeschwerden, aber auch bei unregelmäßiger Periode. Natürlich sollten Mädchen und Frauen in diesen Fällen auch einen Frauenarzt zurate ziehen.

Gänsefingerkrautessig

Zum Gurgeln verwendete man in früheren Zeiten gerne den Gänsefingerkrautessig. Dazu kocht man 2 Esslöffel des Krauts in 1/4 Liter Wein- oder Obstessig auf und lässt es 3 Minuten sprudelnd kochen. Nach dem Erkalten seiht man den Sud ab und mischt ihn zur Hälfte mit heißem Wasser. Man gurgelt zur Mundhygiene und reibt entzündetes Zahnfleisch damit ein.

Gänsefingerkraut: 10 bis 30 Zentimeter hohe Pflanze mit dünnen, langen, an Knoten wurzelnden Ausläufern; grundständige gefiederte Blätter mit grüner oder grünsilbriger Oberseite und behaarter grauer Unterseite; Blütezeit Mai bis September; kräftig gelbe fünfblättrige Blüten an langen rötlichen Stielen.

Hagebutte

Heckenrose: ein bis drei Meter hoher, hängender Strauch, Stamm und Äste mit Stacheln besetzt; an den gefiederten Blättern paarweise grüne gezackte Blättchen; Blütezeit Juni und Juli; hellrosa ungefüllte Blüten, aus deren fleischiger Blütenachse sich rote Scheinfrüchte entwickeln; sie beinhalten steinharte gelbe Nüsschen, die fälschlicherweise oft Samen genannt werden.

Hagebutten *(Semen cynosbati)* sind die Früchte der wilden Heckenrose *(Rosa canina)* und gelten in der traditionellen Volksheilkunde als das harntreibende, entgiftende Mittel schlechthin. Sie werden bei allen Erkrankungen der Nieren und der Blase angewendet. Da sie über die Nieren stark ausleiten, werden sie auch bei rheumatischen Erkrankungen und Gicht mit eingesetzt.

Hagebuttentee als Vitamin-C-Lieferant

Für einen Tee wird 1 Teelöffel der getrockneten und zerkleinerten Früchte aufgebrüht (siehe Seite 10). Da dieser leicht säuerlich schmeckende Tee sehr stark entwässernd wirkt, wird er bei allen typischen Nierenerkrankungen literweise getrunken. Auch bei allen Erkältungskrankheiten, bei denen man dem Körper sehr viel Flüssigkeit und große Mengen Vitamin C zuführen sollte, kann man den Hagebuttentee verwenden. Auch Erkrankungen mit Fieber und Schüttelfrost werden damit erfolgreich behandelt.

Hagebuttenlikör für Kranke und Gesunde

Natürlich durfte für manchen Nierenkranken auch der stärkere Hagebuttenlikör nicht fehlen. Man wartet für seine Herstellung, bis der erste Frost gekommen ist, weil dieser die Hagebutten mürbe macht. Die gesammelten Früchte werden oben und unten abgeschnitten, in eine Flasche mit Schnaps gefüllt, etwas Honig wird dazugegeben. Das Ganze wird einige Zeit unter gelegentlichem Schütteln stehen gelassen. Der rötliche, sehr aromatische Likör muss sorgfältig abgeseiht und durch ein Tuch gefiltert werden, um die Haare der Hagebuttenkerne zu entfernen.

Hahnenfuß

Der Hahnenfuß, auch Scharfer Hahnenfuß *(Ranunculus acer)* genannt, ist giftig. Es muss daher vor seinem innerlichen Gebrauch gewarnt werden. Seine Blätter wurden manchmal frisch gehackt in etwas Milch als starkes Abführmittel gegeben, aber davon ist abzuraten, da er Verätzungen der Schleimhäute im Magen- und Darmbereich sowie Durchfälle und Koliken hervorrufen kann.

Auch beim Pflücken des Krauts muss man sehr vorsichtig sein, da besonders Kleinkinder und Leute mit sehr empfindlicher Haut oft starke Hautreizungen davontragen, die bis zur heftigen Blasenbildung führen können.

Hahnenfuß äußerlich gegen Gelenkschmerzen

Gerade diese Ätzwirkung mit Blasenbildung aber macht man sich in der Volksheilkunde zunutze: Die frischen Blätter des Hahnenfußes werden klein geschnitten und mit einem Tuch um schmerzende Gelenke gebunden. Die hierbei erzeugten Blasen auf der Haut ziehen das Gift auf direktem Weg aus dem Gelenk.

Diese Blasen wurden früher mit einer vorher ausgeglühten, sterilen Nadel angestochen, und die Flüssigkeit floss ab. Die auf diese Weise künstlich erzeugten frischen Wunden wurden mit Ringelblumensalbe bis zur Abheilung versorgt.

Das Wirkungsprinzip ist dem des Cantharidenpflasters ähnlich, nur nicht ganz so stark. Solange die Wirkstoffe des Hahnenfußes die Blasen auf der Haut erzeugen, ist diese Anwendung schmerzhaft, aber hinterher fühlen sich die Patienten insgesamt schmerzfreier. Diese Art der Therapie muss man jedoch einem Fachmann überlassen, damit es nicht durch Verschmutzungen der Wunden zu Infektionen kommt.

Hahnenfuß: 30 bis 100 Zentimeter hoch; aufrechte, leicht behaarte, unten hohle Stängel mit einfachen, ungestielten Stängelblättern und langgestielten, handförmigen, fünf- bis siebenfingrigen, unregelmäßig eingekerbten Bodenblättern; Blütezeit Mai und Juni; leuchtend gelbe fünfblättrige Blüten.

Heidelbeere

Heidelbeere: 30 bis 50 Zentimeter hoher Zwergstrauch mit kantigen, verästelten Zweigen. Rundlich-eiförmige Blätter, spitz, gesägt; Blütezeit Mai bis Juli; grünliche oder blaßrosa Blüten mit kugeliger, hängender Krone; blauschwarze, meist bereifte Beeren mit mehreren Samen.

Die Heidelbeere (Vaccinium myrtillus) spielte in der Volksheilkunde der Landbevölkerung schon immer eine große Rolle. Wenn jemand früher sehr krank oder geschwächt war, dann gab man ihm den Saft von eingemachten Heidelbeeren zum Trinken, weil man glaubte, der Saft sei Blut bildend. Diese These wurde durch die moderne Labormedizin bestätigt. Die Heidelbeere enthält Gerbstoffe und Pektin, weshalb sie bei inneren entzündlichen Prozessen angezeigt ist. Zudem fand man heraus, dass der Saft das Bakterienwachstum hemmt.

Getrocknete Heidelbeeren gegen Durchfall
Man trocknet die Beeren und bewahrt sie in einem fest verschlossenen, trockenen Behälter auf. Wenn jemand unter starkem Durchfall leidet, sollte er mehrmals pro Tag immer 10 solcher »Hutzelbeeren« durchkauen, mit viel Speichel vermengen und dann schlucken, weil die Gerbstoffe die Gärungsprozesse im Darm unterbinden.

Heidelbeertee gegen Hals- und Rachenerkrankungen
Bei allen Erkrankungen des Hals- und Rachenraums gurgelt und spült man mit einem Tee aus getrockneten Heidelbeeren. Dazu werden 2 bis 3 Esslöffel getrocknete Beeren mit 1/2 Liter Wasser kalt angesetzt, erhitzt und ca. 10 Minuten lang sprudelnd gekocht und abgeseiht. Zuerst spült und gurgelt man mit dem warmen Tee gründlich den Mund- und Rachenraum. Dabei löst man den Schleim in diesem Bereich. Den Tee mit den gelösten Schlacken spuckt man wieder aus.

Heidelbeerblättertee bei Diabetes mellitus
Den Tee der getrockneten Heidelbeerblätter, die geerntet werden sollten, bevor die Beeren reif sind, verwendet man auch bei Stoffwechselstörungen mit Veränderungen im Zuckerhaushalt. Er wird in großen Mengen, d. h.

6 bis 8 Tassen am Tag, ungesüßt getrunken und senkt einen zu hohen Blutzuckerspiegel. Man sollte darauf achten, dass man den Tee nur 3 bis 4 Tage hintereinander kurmäßig trinkt. Danach sollte man 1 Monat pausieren. Natürlich muss Diabetes mellitus auch während dieser Kur unter ärztlicher Kontrolle bleiben.

In der Rhön sammelten früher die Leute nach starken Regenfällen den feinen Schwemmsand oder die feine Erde. Nach dem Säubern und Trocknen wurde die so gewonnene feine Heilerde in einem Glas aufbewahrt und bei Gelegenheit innerlich oder äußerlich angewendet.

Heilerde

Die Heilerde ist eines der großen Mittel der Volksheilkunde, das man in allen Kulturkreisen findet und das überall innerlich wie äußerlich zur Anwendung kommt. Sie hat die Eigenschaft, überschüssige Säure im Magen- und Darmbereich zu reduzieren und Darmgifte an sich zu binden. Die Einnahme von Heilerde kann man bei allen Entzündungs- und Reizzuständen des Körpers empfehlen, denen eine Übersäuerung zugrunde liegt.

Heilerde innerlich gegen Übersäuerung

Bei Magenübersäuerung und bei sonstigen Magenbeschwerden wird 1 Teelöffel Heilerde pur eingenommen, eingespeichelt und geschluckt. Wem dies zu unangenehm ist, der nimmt die Heilerde mit etwas Wasser ein.

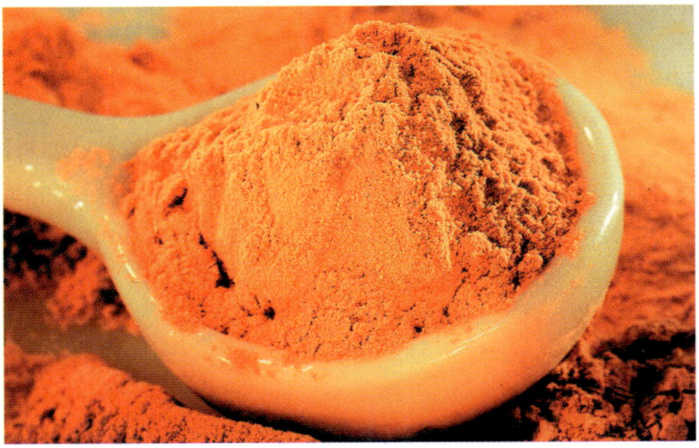

Heilerde wird in allen Kulturen hergestellt und seit Jahrtausenden angewendet. Die indische Ayurvedalehre schätzt sie seit fast 3000 Jahren.

Heilerde gegen Verstopfung
Bei Darmverstopfungen wird durch die unverdauliche Heilerde der Darm besser gefüllt und dadurch die Entleerung erleichtert. Man kann sie einnehmen, ob es sich nun um eine Erkrankung des Magen- und Darmbereichs handelt oder um Reiz- oder Entzündungszustände bei rheumatischen Beschwerden. Auch bei Letzteren wird über die Entgiftung des Magen- und Darmtrakts der Zustand gebessert.

Heilerde äußerlich gegen Schmerzen aller Art
Auch äußerlich kann man Heilerde als Packung anwenden, und zwar sowohl warm als auch kalt. Bei nicht entzündlichen Schmerzen der Gelenke kann man z. B. Heilerde mit kochend heißem Wasser anrühren und als Umschlag auf die kranken Gelenke geben. Diese werden mit einem Tuch umwickelt und durch eine heiße Wärmflasche von außen längere Zeit warm gehalten. Durch die enorme Wärmezufuhr und die dadurch verbesserte Durchblutung wird der akute Schmerz gelindert und der chronische Schmerz langsam aber sicher gebessert.

Bei entzündlichen Schmerzen empfiehlt sich besonders die Anwendung der Heilerde in Form von kalten Umschlägen. So reduziert man die Überhitzung und bessert den schmerzhaften Zustand.

Heu

Heu stand schon immer in dem Ruf, große Heilkraft zu haben. Man sammelte nicht nur die Heublumen auf und setzte sie gezielt als Therapeutikum ein, sondern verordnete auch Heubäder in den Heuschobern: Der Patient wurde nur sehr leicht bekleidet über Nacht mitten in das Heu gelagert und so abgedeckt, dass nur noch der Kopf herausschaute. Durch die gleichmäßige Temperatur des Heus gab es einen leichten Wärmestau im Körper, der alle Gefäße erweiterte. Die Wirkstoffe der Heublumen nahm er in der Nacht über die Atmung auf.

Heublumenfußbad gegen Erkältungskrankheiten
Als Heublumen bezeichnet man nicht eine einzelne Blumenart, sondern die Gesamtheit der blühenden Pflanzen, die zwischen den Gräsern auf Wiesen und Weiden wachsen. Diese Heublumen wurden u. a. als Extrakt besonders für die allseits beliebten Fußbäder verwendet. Dazu wurden einige Hand voll Heublumen mit kochendem Wasser übergossen, ein paar Minuten ziehen gelassen, abgeseiht und dem heißen Fußbad als Badezusatz zugegeben.
Besonders bei Erkältungskrankheiten waren die Heublumenfußbäder sehr beliebt. Sie wurden so heiß wie möglich angewendet. Sobald der Patient zu schwitzen begann, wurden die Füße abgetrocknet, er wurde in ein vorwärmtes Bett gesteckt und musste noch zwei Stunden nachschwitzen. Während des Fußbads bekam er noch einen heißen Tee aus Linden- oder Holunderblüten, mit Honig gesüßt, oder den bei vielen Erwachsenen sehr beliebten heißen Apfelwein oder sogar ein heißes Bier zu trinken.

Heublumen sind ein Gemisch aus verschiedenen Wiesenpflanzen, wie Klee, Hahnenfuß, Margerite, sowie Gräsern: Quecke, Trespe, Wiesenlolch, Fuchsschwanzgras, Ruchgras u.v.a.

Heißer Heusack gegen rheumatische Beschwerden
Heublumen kann man auch in einen Leinenbeutel einnähen, mit heißem Wasserdampf erhitzen und so als Auflage verwenden. Bei der Erhitzung im Topf muss man ab und zu den Deckel hochheben und etwas heißes Wasser von oben auf den Heusack träufeln.
Bei schmerzhaften rheumatischen Erkrankungen (sie dürfen nicht in einem entzündlichen Stadium sein) legt man diesen heißen Heusack direkt auf das schmerzende Gelenk oder den schmerzenden Bereich und packt ihn mit Tüchern und Decken ein, damit die Hitze länger hält. Die stark durchblutungsfördernde Wirkung des heißen Heusacks lässt leichteren Schmerz verschwinden, starke Schmerzen schwächer werden.

Heißer Heusack bei Magen- und Darmerkrankungen
Besonders hilfreich ist der heiße Heusack bei allen Störungen des Verdauungstrakts. Man legt dem betroffenen Patienten den heißen Heusack unmittelbar nach dem Essen mindestens 1/2 Stunde lang auf. Dadurch werden die Verdauungssäfte kräftig zum Fließen gebracht, der Patient fühlt sich sofort wohler. Bei Magen- und Darmerkrankungen wird der heiße Heusack auf die Bauchmitte gelegt, bei nichtentzündlichen Leber- und Gallenblasenerkrankungen auf den rechten Rippenrand.

Die wilden und sehr kleinen Himbeeren sind viel wirkstoffhaltiger als die heute üblichen, sehr groß gezüchteten Gartenhimbeeren. Vom Geruch und Geschmack her sind sie ebenfalls intensiver als die Gartenzüchtungen.

Himbeere

Himbeersträucher gibt es in rauen Mengen immer dort, wo Wälder gerodet wurden und die Erde brachliegt. Es gab früher wohl keine Familie, die die reifen, köstlichen Himbeeren *(Rubus idaeus)* nicht sammelte und zu Saft und Marmelade für die kalte Jahreszeit verarbeitete.

Himbeeren als Anregung für die Nieren
Da die frischen Himbeeren harntreibend wirken, sollten alle, die Probleme mit Nieren und Blase haben, im Sommer jede Menge davon essen. Außerdem enthalten die Früchte Vitamine der B-Gruppe, das Provitamin A und Kalium, Kalzium, Phosphor und Magnesium – also jede Menge organischer Mineralstoffe.

Himbeersaft als Fiebermittel für Kinder
Himbeersaft wird bei allen fieberhaften Erkrankungen gegeben. Außerdem wird mit dem verdünnten, zimmerwarmen Himbeersaft zugleich der durch das Fieber enorm gestiegene Flüssigkeitsbedarf des Körpers gedeckt. Alle eventuell unangenehm schmeckenden Medikamente kann man den Kindern mit Himbeersaft geben, da der intensive Geschmack des Safts alle anderen Geschmäcker übertüncht.

Tee aus Himbeerblättern

Getrocknete Himbeerblätter als Tee wirken leicht appetitanregend. Sie werden aber auch bei Erkältungskrankheiten zum Schweißtreiben und bei schmerzhaften rheumatischen Erkrankungen zur Entgiftung über die Haut mit eingesetzt. Wenn der starke, lang gezogene Tee heiß und gleichzeitig in großen Mengen getrunken wird, kann er in Einzelfällen akute wie chronische Gicht positiv beeinflussen. Da er auch gallenflussanregend wirkt, unterstützt er die Entgiftungsaufgabe der Leber. Bei akuten Durchfällen hat der Tee zunächst eine leicht abführende und dann leicht stopfende Wirkung.

Hirtentäschel

Hirtentäschel: zweijährige Pflanze; 10 bis 50 Zentimeter hoch; Bodenblätter mit unregelmäßig gekerbten Blättchen als Rosette am Stängelgrund; Blütezeit ganzjährig; weiße kleine, in lockeren Trauben stehende Blüten; gestielte, dreieckige Kapselfrüchte.

Das Hirtentäschel *(Capsella bursa-pastoris)* spielt in der Volksheilkunde eine große Rolle bei allen Frauenkrankheiten und wird gerne gesammelt. Es wächst meist auf Brachgelände, Abraumhalden und Schuttplätzen.

Hirtentäscheltee gegen Frauenleiden

Der Hirtentäscheltee, den Sie mit 2 Teelöffeln des frischen oder getrockneten Kraut aufbrühen (siehe Seite 10), wirkt adstringierend, blutstillend und tonisierend. Er wird folglich gerne gegen zu starke Regelblutung eingesetzt. Sollte der Tee nicht rasch Abhilfe schaffen, muss unbedingt ein Frauenarzt aufgesucht werden, denn dann kann der überstarke Blutfluss auch organische Ursachen haben. 8 Tage vor der zu erwartenden Regelblutung sollten Frauen oder Mädchen jeden Tag einige Tassen des Hirtentäscheltees trinken. Der Tee eignet sich aber auch für Frauen in den Wechseljahren. In dieser Zeit der körperlichen Umstellung sind 2 Tassen am Tag zu empfehlen. Allerdings sollte man immer wieder mit der Teekur pausieren.

Hirtentäscheltee gegen rheumatische Beschwerden
Der Tee wird auch bei rheumatischen Beschwerden und zur Blutreinigung eingesetzt, weil er stimulierend auf Leber und Gallenblase sowie blutreinigend wirkt. Frische Hirtentäschelblätter im Frühlingssalat sind nicht nur wohlschmeckend, sondern auch sehr gesund.

Holunder: bis über 7 Meter hoher Strauch mit hellbrauner bis grauer, warziger Rinde; grüne, zerbrechliche Zweige mit weißem Mark; unpaarig gefiederte Blätter mit 5 bis 7 länglichen, gesägten Fiederblättchen; Blütezeit Mai bis Juli; weiße bis gelbliche, stark riechende Blüten in Scheindolden; schwarzviolette Beeren.

Holunder

»Vor dem Holunderbaum sollte man den Hut ziehen!«, sagten früher die Leute auf dem Land. Fast jedes Haus hatte deshalb einen Holunderbaum *(Sambucus nigra)* vor der Tür. In der Volksheilkunde wird der Schwarze Holunder bevorzugt, der Rote Holunder spielt fast keine Rolle.

Holundersaft gegen Erkältung
Im Herbst, wenn der Baum voller schwarzroter Dolden mit Beeren hängt, werden diese geerntet. Mit einer Gabel streift man die Beeren von den Dolden, kocht sie mit etwas Wasser auf, bis sie platzen, füllt sie dann in einen großen Leinensack. Diesen hängt man über einen Eimer und lässt die Beeren über Nacht abtropfen. Den Holundersaft kocht man mit etwas Zucker oder Honig auf und füllt ihn anschließend in Flaschen ab.
Wenn dann jemand in der kälteren Jahreszeit anfängt zu husten oder zu niesen, bekommt er den heißen Holundersaft mit Wasser verdünnt zu trinken. Sein hoher Gehalt an Vitamin A und C hilft, Erkältungen vorzubeugen oder zu heilen.

Holundersirup gegen Husten und Fieber
Aus den reifen Früchten kann man auch eine Art Sirup bereiten: Die von den Dolden gezupften Beeren werden mit sehr wenig Wasser so lange erhitzt, bis sie platzen. Dann werden sie durch ein Sieb passiert. Dem Mus wird

etwa 1/3 der Menge Zucker oder Kandiszucker zugesetzt. Das Ganze wird unter ständigem Rühren so lange leicht gekocht, bis es eindickt. Gewürzt wird es mit etwas Nelken-, Muskat- und Zimtpulver. Der Sirup wird heiß in kleine Gläser abgefüllt. Diese Masse gibt man bei sehr hartnäckigem Husten mit Fieber tagsüber öfter teelöffelweise. Man muss sie im Mund zergehen und richtig im Hals hinten herunterlaufen lassen.

Holunderblütentee zum Schwitzen

Der Holunderblütentee wird besonders bei Erkältungen eingesetzt, wenn der Patient richtig schwitzen soll. Mit diesem schweißtreibenden Holunderblütentee kommt es zu einem wohltuenden Schwitzen, bei dem die Krankheitsstoffe über die Haut ausgeschieden werden. Für den Tee werden 2 bis 3 Teelöffel getrocknete oder frische Holunderblüten aufgebrüht (siehe Seite 10) und so heiß wie möglich getrunken.

Gleichzeitig sollte der Patient schön warm eingepackt ein heißes Fußbad nehmen. Sobald er dann anfängt zu schwitzen, sollte er sich sofort in ein vorgewärmtes Bett legen und dort noch mindestens 2 Stunden ruhen und kräftig nachschwitzen. Lauwarm getrunken, hilft der Tee, Grippe und Erkältungen vorzubeugen.

Aus den Blättern sowie der Rinde des Holunders wird in manchen Gegenden auch ein Aufguss bereitet, der gegen Ödeme, Harnverhaltung und Stuhlträgheit eingesetzt wird.

Holunderblütenpfannkuchen als gesunde Delikatesse

Schneiden Sie im Frühjahr die frischen Blütendolden ab,und schütteln Sie die darin versteckten Insekten heraus. Bereiten Sie einen Teig aus 100 Gramm (Dinkel-)Mehl, 2 Eigelb, 5 Esslöffel Wasser und 5 Esslöffel Frischmilch, 1 Teelöffel Zucker und 1 Prise Salz. Das Eiweiß zu Schnee schlagen und unter den inzwischen gequollenen Teig heben. In der Pfanne etwas Butter erhitzen, 1 Esslöffel hineingeben, eine Dolde mit den Blüten in diesen Teig eintauchen und oberhalb der Blüten im Teig mit einer Schere die Stängel abschneiden. Auf beiden Seiten goldgelb backen, mit braunem Zucker und Zimt bestreuen. Eine echte Delikatesse!

Holunderblüten in Apfelmost gegen Kopfschmerzen
Wer öfter unter Kopfschmerzen oder Migräne leidet, sollte ausgegorenen Apfelmost mit Holunderblüten ansetzen (siehe Seite 12). Zur Vorbeugung trinkt man täglich 1 bis 2 Schnapsgläser dieses Holundermosts. Werden die Schmerzen akut, trinkt man von dem Most jede Stunde 1 Gläschen und macht gleichzeitig damit feuchte Umschläge auf Kopf und Augen.

Kuren mit Holundertee sollten im Frühjahr oder Frühsommer gemacht werden. Der Tee sollte aus frischen Holunderblüten aufgebrüht werden.

Honig

Bienenhonig ist aus der Volksheilkunde nicht wegzudenken: Die Palette seiner Anwendungen war zu allen Zeiten immens. Honig dient als Stärkungs- und Konservierungsmittel, als Schönheits- und Aufbaumittel. Da Honig ein enormer Energiespender und außerdem sehr leicht verdaulich ist, belastet er die Rekonvaleszenten nicht, sondern stärkt sie hervorragend.

Honig zur Wundversorgung
Mit Honig wird auf dem Land teilweise noch heute die Erstversorgung aller nicht zu stark blutenden Wunden vorgenommen. Auch bei schlecht heilenden Wunden

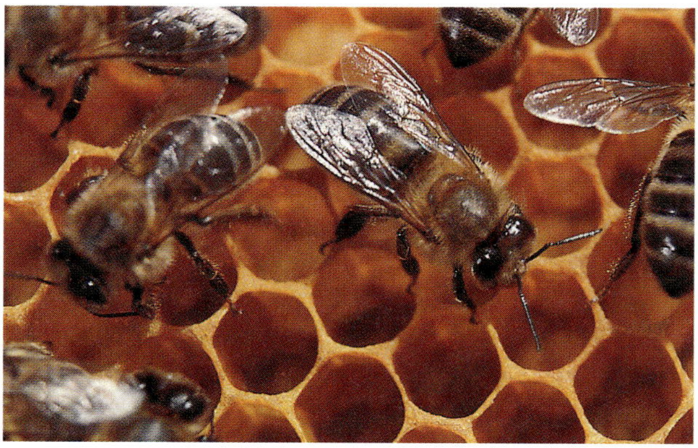

Wer gerne Honig isst, sollte – zum Wohl seiner Zähne – den hohen Zuckergehalt nicht unterschätzen.

oder bei Hauterkrankungen mit offenen Stellen wird Honig eingesetzt. Hier mischen manche Leute etwa 10 Prozent fein geriebenen Meerrettich unter den Honig, bevor sie ihn auf die Wunde geben. Dadurch wird die Granulation im Wundbereich extrem beschleunigt.

Honig gegen Hämorrhoidalleiden

Honig, zu gleichen Teilen mit einer Ringelblumen- oder Arnikasalbe gemischt, wird gegen Hämorrhoidalbeschwerden verwendet. Nach der Stuhlentleerung wird der After erst mit Wasser ausgewaschen. Danach wird das Salben-Honig-Gemisch eingeführt und ein sauberes Läppchen in den Anus geklemmt. Gegen diese Anwendung haben selbst hartnäckigste Hämorrhoiden, auch blutende, kaum eine Chance: Sie ziehen sich langsam zurück. Das Honig-Salben-Gemisch hilft auch, wenn die Hämorrhoiden besonders stark jucken.

Honigumschlag bei schmerzenden Gelenken

Wer unter schmerzenden Gelenken leidet, sollte abends vor dem Schlafengehen Honig pur oder Honig mit Beinwelltinktur (siehe Seite 32) vermischt im Wasserbad erwärmen, auf die schmerzenden Gelenke auftragen und darüber einen Mullverband anlegen. Mit einer heißen Wärmflasche, einem erwärmten Kirschkernsäckchen oder einem heißen Heublumensack sollte das betroffene Gelenk zusätzlich warm gehalten werden.

Achtung: Honigumschläge dürfen keinesfalls angewendet werden, wenn das Gelenk rot entzündet und erhitzt ist. Die Entzündung würde durch sie verstärkt.

Honig gegen Heuschnupfen

Bei Heuschnupfen ist die tägliche Einnahme von 2 bis 3 Teelöffeln Honig vom Imker aus der näheren Umgebung sehr wirksam. Dabei ist allerdings wichtig, dass der Honig von einem Bienenvolk stammt, das sein Sammelgebiet im Umkreis von zehn Kilometern vom Wohnort

Fälschlicherweise wird die Biene häufig als Honigsammlerin bezeichnet. Sie sammelt jedoch Blütennektar und Pollen. Der Honig entsteht erst durch einen biochemischen Umwandlungsprozess im Körper der Biene selbst und im Bienenstock.

des Patienten hat. Dadurch sind im Honig diejenigen Pollen enthalten, auf die der Heuschnupfenpatient allergisch reagiert. Die tägliche Einnahme dieses Honigs macht den Patienten ganz allmählich immun gegen den massiven Ansturm der Pollen in der eigentlichen Heuschnupfenzeit.

Propolis, Gelée royale und Pollen

Propolis ist das Kittharz, das die Bienen erzeugen, um die Waben ihres Stocks zusammenzukleben und zuzudeckeln. Er wird heute als Mittel zur Stärkung der körpereigenen Abwehr hoch geschätzt. Seine Wirkung entspricht der des Honigs, ist jedoch um einiges stärker. Gelée royale heißt das Futter, mit dem die Bienenkönigin ernährt wird. Sie wird dank dieses Kraftfutters bis zu fünf Jahre alt, während die normale Arbeitsbiene nur eine Lebensdauer von etwa einem Monat hat. Gelée royale wird zur Vorbeugung gegen alle Erkrankungen angeboten. Pollen ist der Blütenstaub, den die Bienen gemeinsam mit dem Honigtau einsammeln. Er stärkt die Abwehrkräfte.

In vielen heute wieder entdeckten Schönheitssalben und tinkturen gehört Honig selbstverständlich zu den Zutaten. Er ist oftmals sogar – neben dem Bienenwachs – die eigentliche Grundlage für diese Mittel; die Pflanzenauszüge ergänzen die jeweilige Mischung nur noch.

Hopfen

Von wild wachsendem Hopfen *(Humulus lupulus)* werden die Zapfen kurz vor der völligen Reife gesammelt und getrocknet, weil der wilde Hopfen Nervosität, Einschlafstörungen und leichte Depressionen lindert. Diese beruhigende Wirkung verfliegt jedoch mit der Zeit. Man sollte die Zapfen folglich entweder frisch oder höchstens bis zu fünf Monate nach der Ernte und der Trocknung verwenden. Für die arzneiliche Nutzung des Hopfens sind nur die weiblichen Hopfenpflanzen von Interesse. Sie bilden dichte Blütenstände aus, die sich nach der Befruchtung zu Hopfenzapfen entwickeln.

Hopfentee zur Beruhigung

Für den Hopfentee übergießen Sie 1 bis 2 Hopfenzapfen mit 1/4 Liter kochendem Wasser (siehe Seite 10). Dieser beruhigende Tee sollte bei Beschwerden, wie etwa nervösen Störungen, mit etwas Honig gesüßt und noch sehr warm getrunken werden. Bei Bedarf kann man davon bis 3 Tassen täglich trinken. Viele schwören beim Hopfen auf den Kaltansatz. Hierbei werden die Hopfenzapfen in reichlich kaltem Wasser 8 bis 10 Stunden eingeweicht und dann in der Einweichflüssigkeit zum Sieden gebracht. Man lässt das Ganze 10 Minuten lang ziehen, seiht es dann ab und trinkt den Hopfentee sehr heiß. Dieser Auszug wirkt viel intensiver als das Übergießen mit heißem Wasser.

Frauen in den Wechseljahren, die häufig unter Schlafstörungen leiden, verwenden den Hopfentee gerne als natürliche, sedative Alternative zu Beruhigungs- oder Schlafmitteln.

Hopfentee gegen nervöse Störungen

Man verwendet den Tee bei allen nervösen Magen- und Darmstörungen, auch bei solchen mit Krampfneigung, sowie bei ständiger innerer Unruhe. Auch bei chronisch erhöhter oder schwankender Pulsfrequenz (so genannten Tachykardien) kann man ihn regulierend einsetzen. Bei Schlaflosigkeit sollte man den Tee etwas stärker zubereiten, mit 3 bis 4 getrockneten Zapfen auf 1/4 Liter Wasser, und ihn abends vor dem Schlafengehen warm trinken.

Hopfentee bei Blasenerkrankungen

Hopfentee wird auch gegen nervöse Blasen- und Nierenstörungen verwendet und hilft, die Wasseransammlungen und damit auch die Ablagerungen in den Gelenken, wie etwa die Harnsäure bei Gicht, aus dem Körper herauszuschwemmen. Durch die leichten Bitterstoffe wirkt Hopfen daneben auch gallenflussfördernd und leicht appetitanregend. Um Müdigkeitserscheinungen zu vermeiden, sollte er nur abends getrunken werden.

Huflattich

Huflattich: 8 bis 30 Zentimeter hoch; Blätter grundständig, vieleckig mit gezähntem Rand; Blattoberseite grün, Unterseite weißfilzig; aufrechte Blütenschäfte mit roten bis grünen Schuppenblättern; Blütezeit Februar bis Mai; goldgelbe Korbblüten die vor den Blättern erscheinen; Früchte mit grauen Haaren; Geschmack bitter; wächst auf trockenen, unfruchtbaren Böden.

Der Huflattich *(Tussilago farfara)* spielt in der Volksheilkunde eine große Rolle. Wegen der schädlichen Pyrrolizidinalkaloide in den Blättern warnt die Schulmedizin jedoch in letzter Zeit vor lang andauerndem Gebrauch der Blätter: Sie können die Leber schädigen. Eine Krebs erzeugende Wirkung bei Dauerkonsum dieser Heilpflanze ist ebenfalls nicht ausgeschlossen.

Huflattichtee gegen chronischen Husten

Wenn immer wieder ein trockener Reizhusten aufkommt, ist Huflattichtee ein Segen. Auch bei den immer wiederkehrenden morgendlichen Hustenattacken, von denen besonders Raucher heimgesucht werden, kann er gut eingesetzt werden. Er löst den zähen Schleim und bringt enorme Linderung. Bei Bedarf wird 1 Teelöffel Huflattichblüten und Huflattichblätter aufgebrüht (siehe Seite 10) und noch heiß mit etwas Honig gesüßt getrunken.

Huflattichtee gegen Entzündungen im Mundraum

Auch bei allen Schleimhautreizungen im Mund wird der ungesüßte Huflattichtee als Gurgelmittel benutzt. Dies gilt für Beschwerden wie Verätzungen im Mund- und Rachenraum über Mandelentzündungen bis hin zu Zahnfleischbluten und Soor. Hier hilft eine große Kanne Huflattichtee, mit dem man tagsüber jede 1/2 Stunde den Mund kräftig ausspült und dabei den Tee immer einige Minuten im Mund belässt.

Huflattichtee gegen äußere Hautreizungen

Äußere Hautreizungen und schlecht heilende Wunden werden mit einem feuchtwarmen Umschlag aus Huflattichtee behandelt. Dazu wird ein sauberes Leinentuch in den noch warmen Tee getaucht und auf die schmerzende Stelle aufgelegt. Die Heilung wird damit positiv beeinflusst. Man muss jedoch nach der Anwendung die Hautpartien mit einem gut fettenden Hautpflegemittel oder mit Ringelblumensalbe einreiben.

Huflattichblätterauflagen und Huflattichsaft

Mit den großen Huflattichblättern werden in der Volksheilkunde gerne Auflagen auf die Brust gemacht. Man presst die Blätter mit einem Nudelholz oder einer Flasche, wickelt die Brust des Hustenden damit rundum ein und hält das Ganze dann mit Tüchern fest. Durch die äußerliche Wirkung der Blätter und die innerliche des Tees hat der Husten kaum eine Chance mehr. Sehr gut hilft auch, wenn neben dem Tee frisch gepresster Saft aus den Blättern teelöffelweise gegeben wird.

Die frischen Blätter werden mit sehr gutem Erfolg auch bei der Wundrose sowie der Gesichtsrose als unterstützende Therapie aufgelegt. In solchen Fällen sollte man aber unbedingt einen Facharzt aufsuchen und die Behandlung mit Huflattich mit ihm absprechen.

Pfarrer Kneipp empfahl die Blätter als wirkungsvolle Auflage bei Fußgeschwüren. Diese Huflattichblätterauflagen werden bei rheumatischen Beschwerden oder Gicht mit Erfolg angewendet. Dabei werden die frischen Huflattichblätter mit einem Nudelholz weich gerollt und um das schmerzende Gelenk gewickelt. Wenn die Blätter trocken sind, sollte man sie allerdings sofort wieder gegen frisch gerollte Huflattichblätter austauschen.

Die Anwendung von Huflattich sollte sich auf maximal sechs Wochen im Jahr beschränken, wenn man eventuelle, unerwünschte Nebenwirkungen vermeiden möchte.

Huflattichblätter gegen Gerstenkorn

Um ein Gerstenkorn mit Huflattichblättern zu beseitigen, werden die Blätter klein geschnitten und mit wenig Wasser zu einem dicklichen Schleim verkocht. Diesen lässt man erkalten und macht damit eine Auflage auf das betroffene Auge. Diese Auflage sollte man öfter wechseln, bis das Gerstenkorn aufgeht und ausheilt.

Johanniskraut

Das Johanniskraut steigert die Lichtempfindlichkeit! Deshalb sollten Sie bei einer Teekur oder Ölkur mit Johanniskraut pralles Sonnenlicht, Solarien oder die Höhensonne meiden.

Das wenig anspruchsvolle Johanniskraut *(Hypericum perforatum)* wächst in lichten Wäldern, auf mageren Wiesen, an Weg- und Waldrändern. Insbesondere das Johanniskrautöl wird von der traditionellen Volksheilkunde gerühmt.

Innerlich wird davon bei Bedarf 3-mal täglich 1 Teelöffel unverdünnt eingenommen. Das Öl hilft bei Depressionen, Stress oder nervlicher Überlastung. Darüber hinaus wirkt es gallenflussfördernd und leicht abführend. Es entlastet also den Magen-Darm-Trakt.

Äußerlich wird es als gut wirksames Einreibemittel bei rheumatischen Schmerzen aller Art verwendet. Es werden damit die oberflächlich verlaufenden Nerven beruhigt und verspannte Muskeln entkrampft. Durch seine anregende Wirkung auf die Durchblutung wird der Schmerz gelindert.

Das Öl kann man sowohl äußerlich zu Einreibungen und Wundauflagen als auch innerlich anwenden: Neh-

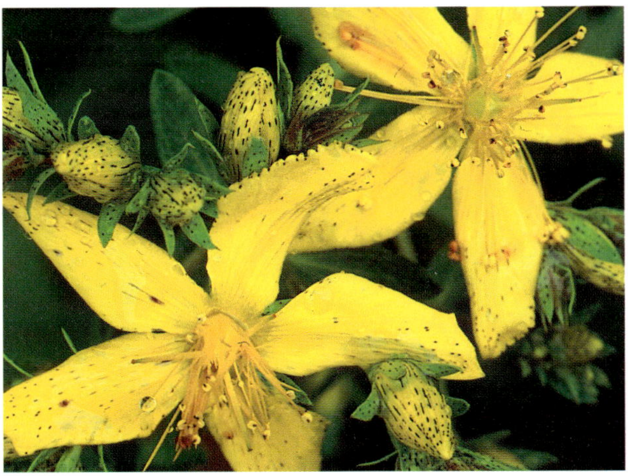

Das Johanniskraut wird im Volksmund auch Hartheu oder Tüpfelhartheu, Blutkraut oder Jesuwundenkraut genannt.

men Sie 2- bis 3-mal pro Tag 5 Tropfen auf 1 Stückchen Zucker. Dadurch lässt sich die heilende Wirkung des Öls steigern.

Johanniskrautöl zum Selbstmachen

Aus etwa 100 bis 150 Gramm im Mörser zerquetschten Blütenköpfen sowie 1/2 Liter Öl stellt man ein sehr wirksames rubinrotes Heilöl her (siehe Seite 13). Das fertige Öl wird von der sich darunter bildenden wässrigen Schicht abgegossen und in kleine lichtundurchlässige Flaschen abgefüllt.

Johanniskrauttee für Magen und Darm

Sehr beliebt in der Volksheilkunde ist auch der Johanniskrauttee. Von dem klein geschnittenen, getrockneten Kraut braucht man 1 Teelöffel auf 1 Tasse Wasser (siehe Seite 10) zur Nervenberuhigung. Bei allen Störungen im Magen- und Darmbereich hilft dieser Johanniskrauttee ebenfalls.

Johanniskrauttinktur zur Wundbehandlung

Zur Herstellung der Johanniskrauttinktur nimmt man auf 100 Gramm reinen Alkohol etwa 20 bis 25 Gramm getrocknetes Johanniskraut (siehe Seite 12). Die fertige Tinktur kann man bei allen frischen Wunden und Hautabschürfungen zur Desinfektion nehmen. Bei schlecht heilenden Wunden und Hautausschlägen lassen sich mit ihrer Hilfe wirksame Umschläge machen. Innerlich sollte man sie zur Linderung nervöser Zustände und bei Überreizung anwenden: Man nimmt mehrmals pro Tag von der Tinktur 10 Tropfen auf 1 Esslöffel Wasser ein.

In den Blättern und vor allem in den Blüten des Johanniskrauts lagern winzige Öldepots, die bei Druck das rote Öl austreten lassen. In diesem Öl befindet sich der heilende Hauptwirkstoff Hyperizin. Beim Sammeln zerquetscht man ein Blütenblatt zwischen zwei Fingern. Werden die Finger davon rot, hat man ein echtes Johanniskraut vor sich.

Kalmus

Der Kalmus *(Acorus calamus)* ist ein »Einwanderer« aus Asien, der seit fast 500 Jahren bei uns heimisch ist. In der Volksheilkunde hat er seinen festen Platz. Früher wurde Kalmuswurzel in das Trinkwasser gegeben, um es länger haltbar zu machen und »vor dem Teufel zu schützen«. Inzwischen ist die desinfizierende Wirkung des Kalmus wissenschaftlich nachgewiesen.

Als Medikament wird nur die Wurzel des Kalmus eingesetzt. Sie wird im Frühherbst gesammelt, in kleine Stücke geschnitten und frisch oder getrocknet verwendet.

Kalmustee als natürliches Desinfektionsmittel

Für den Tee setzt man abends 2 bis 3 Teelöffel Kalmuswurzel mit 1 Liter kaltem Wasser an und lässt diesen Ansatz über Nacht stehen. Am Morgen wird die Mischung bis zum Kochen erhitzt und vor dem Abseihen noch 10 Minuten ziehen gelassen. Der Kalmustee dient, als Gurgellösung angewendet, zur Desinfektion des Mund- und Rachenraums. Spülen und gurgeln Sie mehrmals täglich nach den Mahlzeiten.

Kalmusextrakt als »Allheilmittel«

Man füllt eine Weithalsflasche entweder zu 1/4 locker mit klein geschnittenen frischen Kalmuswurzelstücken oder zu 1/8 mit getrockneten Wurzeln und füllt sie mit einem 40-prozentigen Alkohol (aus der Apotheke) auf (siehe auch Seite 12). Die abgeseihte Kalmustinktur wird in der Volksheilkunde innerlich und äußerlich verwendet.

Kalmuswein als Stärkungsmittel

Sehr beliebt in der Volksheilkunde ist der Kalmuswein, den man dem Rekonvaleszenten am Vormittag 2 Stunden vor dem Mittagessen reicht: Man reibt von einer frischen Kalmuswurzel etwa 1 Teelöffel ab oder zerkleinert etwa 1 Zentimeter der Wurzel im Mixer, gibt die Raspeln in 1 Glas Wein und lässt den Kranken das Ganze in kleinen Schlucken trinken. Dabei darf jeder Schluck von diesem Kalmuswein erst hinuntergeschluckt werden, wenn der Wein im Mund warm geworden ist. Dadurch wird der Magen zur Verdauungssaftproduktion angeregt, der Gallenfluss wird gefördert, und der Blutzucker bleibt relativ konstant. Dadurch erholt sich der Kranke sehr viel schneller, bekommt mehr Appetit und eine bessere Verdauung.

Kalmuswurzelbad für Knochen, Haut und Haare
In der Volksheilkunde wird das Kalmuswurzelbad bei Rachitis und bei rheumatischen Beschwerden angewendet. Man stellt einen starken Kaltauszug aus Kalmuswurzeln her, indem man 1 bis 2 Hand voll klein geschnittener Wurzeln mit 5 Liter Wasser etwa 12 Stunden lang stehen lässt. Dann kocht man das Ganze 10 bis 15 Minuten auf und gießt den heißen Auszug – zusammen mit den Wurzelstücken – in das Badewasser. Die Badetemperatur sollte so hoch sein, dass es der Patient gerade noch gut ertragen kann. Nach 20 bis 30 Minuten Vollbad streift der Patient die Flüssigkeit nur ab, wird noch feucht in ein großes Badetuch gewickelt und zum Nachschwitzen sofort für 1 bis 2 Stunden in ein vorgewärmtes Bett gesteckt. Auch bei Hautausschlägen hat sich das heiße Kalmusbad als sehr heilsam erwiesen.

Kalmus: 50 bis 150 Zentimeter hoch; zweizeilig gestellte, schmale, lange, schwertförmige Blätter mit rotem Grund; Blütezeit Mai bis August; Blütenkolben voller grünlicher, winziger, sechsblättriger Blüten;verzweigter, grünlichbrauner Wurzelstock; Geruch mandarinenartig; Geschmack scharf;

Kamille

Die Echte Kamille *(Matricaria chamomilla)* ist in der traditionellen Natur- und Volksheilkunde eine der beliebtesten Pflanzen. Sie findet Verwendung bei allen Entzündungen im Körper, besonders bei Störungen des Magen- und Darmbereichs sowie bei Erkältungs- und Infektionskrankheiten. Das Öl der Blütenköpfchen der Echten Kamille enthält nach neuesten Forschungen ein Mittel, das Bakteriengifte deutlich entschärft und in ihrer Wirkung auf den Körper enorm abschwächt.

Kamillentee als Magen- und Darmmittel
Die Kamillenblüten werden meist als Tee angewendet. Sie wirken innerlich entkrampfend, schmerzstillend, entblähend, entsäuernd, beruhigend, blutreinigend und entzündungshemmend. Bei leichten Durchfallerkrankungen reicht oft schon ein Kamillentee als Heilmittel.

Für den Tee wird 1 Esslöffel der Blüten mit 1/4 Liter sehr heißem Wasser aufgebrüht (siehe Seite 10). Das Wasser sollte nicht mehr kochen, da der Kochvorgang die medizinisch wichtigen ätherischen Öle fast völlig zerstört.

Kamillentee in der Kinderheilkunde

Der Kamillentee wird in der Säuglings- und Kinderheilkunde bevorzugt gegen Verdauungsprobleme und bei den so genannten Dreimonatskoliken eingesetzt.

Kamillentee sollte jedesmal frisch zubereitet werden, da sich seine ätherischen Öle schnell verflüchtigen und ein abgestandener Tee keine Heilwirkung mehr erzielt.

- Bei Bauchschmerzen kann man Kindern den Tee nicht nur innerlich geben, sondern gegebenenfalls auch einen feuchtheißen Bauchwickel damit anlegen. Dies ist besonders nach den Mahlzeiten wirksam. Bei Säuglingen sollte man bei entsprechenden Beschwerden den Tee – eventuell im Wechsel mit Fencheltee – so reichlich geben, dass sie mit diesem Getränk ihren täglichen Flüssigkeitsbedarf decken. Man kann bei Störungen des Verdauungstrakts auch die Babynahrung damit anrühren.
- Bei leichten Hautunreinheiten oder Entzündungen kann man dem Badewasser des Kleinkinds ab und zu 1 Liter Kamillentee zusetzen. Dies stabilisiert das Hautbild und erhöht die Abwehrkräfte.
- Wenn man das Kamillenbad gegen Abend durchführt, schläft das Kind zudem meist viel besser.
- Bei häufigen Ohrenschmerzen sollte man bei Kindern lauwarmen Kamillentee für Ohrenspülungen einsetzen.

Kamillentee als Gurgelmittel bei Entzündungen

Bei allen Entzündungen im Mund-, Hals-, und Mandelbereich wird mit Kamillentee gespült und gegurgelt. Oft reicht diese Maßnahme allein aus, um eine Besserung herbeizuführen. Sie muss nur sehr häufig mit jeweils frisch zubereitetem Kamillentee durchgeführt werden.

Kamillenkopfdampfbad

Bei Husten, Schnupfen oder Heiserkeit, bei chronischen Nasennebenhöhlenentzündungen sowie bei Asthma und Bronchitis wird auch heute noch ein Kamillenkopfdampfbad angewendet, vor allem bei Kindern. Es löst den Schleim und lässt die angegriffenen Schleimhäute wieder austrocknen.

Zu diesem Zweck wird 1 Hand voll Kamillenblüten mit 1 Liter kochendem Wasser übergossen und eine Weile ziehen gelassen. Der Kranke hält den Kopf über den dampfenden Kamillentopf und wird mit einem Handtuch abgedeckt. Durch Mund und Nase atmet er nun die heißen Kamillendämpfe ein. Wenn der Dampf nachlässt, wird der Topf auf dem Herd wieder bis kurz vor den Siedepunkt erhitzt, und die Prozedur geht weiter. Der Kopf des Erkrankten bleibt während dieser Wartezeit zugedeckt. Nach dem Kopfdampfbad werden die strapazierten Schleimhäute der Nase mit einer Arnikatinktur oder Ringelblumensalbe gepflegt, der Kopf gut abgetrocknet und der Patient ins Bett gelegt.

Kamillenbäder zur Wundbehandlung

Warme Kamillenbäder werden auch bei entzündeten Wunden meist als Hand- oder Fußbad angewendet. Schlecht heilende Wunden wie z. B. Nagelbettentzündung, Geschwüre, Furunkel und Karbunkel werden in warmem Kamillentee gebadet oder damit ausgewaschen. Die Bäder werden mehrmals pro Tag durchgeführt. Oft wendet man statt des Auswaschens eine Kamillenauflage auf den betroffenen Stellen an. Hierzu wird ein mit frischem Kamillentee angefeuchtetes Tuch auf die wunde Stelle gelegt und immer wieder neu mit Kamillentee getränkt. Nach dem Bad, der Auswaschung oder dem Umschlag wird eine Heilsalbe aufgetragen und die Wunde wieder verbunden. Wenn die Heilung schon weit fortgeschritten ist, beschränkt man sich darauf, die Wunde lediglich auszuwaschen, etwas Salbe aufzutragen, damit die Haut nicht zu trocken wird, und

Kamille: 20 bis 50 Zentimeter hoch; aufrechter, vielfach verästelter Stängel; Blätter stark gefiedert, mit schmalen Abschnitten; Blütezeit Mai bis Oktober; flache Blütenköpfe mittig mit gelben Röhrenblüten, randständig mit weißen Zungenblüten; gegen Ende der Blütezeit sind die weißen Zungenblüten zurückgeschlagen und der gelbe Blütenboden nach oben gewölbt.

dann die Luft auf die offene Stelle einwirken zu lassen. Dadurch wird die Reizung oder Entzündung verringert, und die Wundheilung schreitet schneller voran.

Lindernde Kamillenaugenbäder

Es gibt Patienten, die auf die Verwendung von Kamille im Augenbereich mit Reizungen reagieren. Diese sollten auf die Anwendung von Kamille im Augen- und Kopfbereich verzichten.

Hat man bei Entzündungen der Tränenkanäle und bei allergischen Reizungen der Augen keinen Augentrost zur Hand, wäscht man die Augen mit Kamillentee aus oder legt feuchte, mit Tee getränkte Kompressen auf die Augen und wechselt diese öfter. Geben Sie dem Tee noch 1 Prise Salz bei. Da die Tränenflüssigkeit salzig ist, wird er so von den Augen besser angenommen.

Kamillenbäder gegen Fußschweiß

Abendliche Kamillenfußbäder werden bei Schweißfüßen mit Erfolg angewendet. Da Schweißfüße nur ein Anzeichen dafür sind, dass die Nieren nicht richtig ausscheiden, gibt man neben den regelmäßigen Fußbädern mit Kamillentee auch immer reichlich Nierentees zu trinken, z. B. Hagebuttentee. Der Patient sollte reine Woll- oder Baumwollsocken tragen, diese täglich wechseln und die Füße vor dem Anziehen der Socken mit Talkum einpudern.

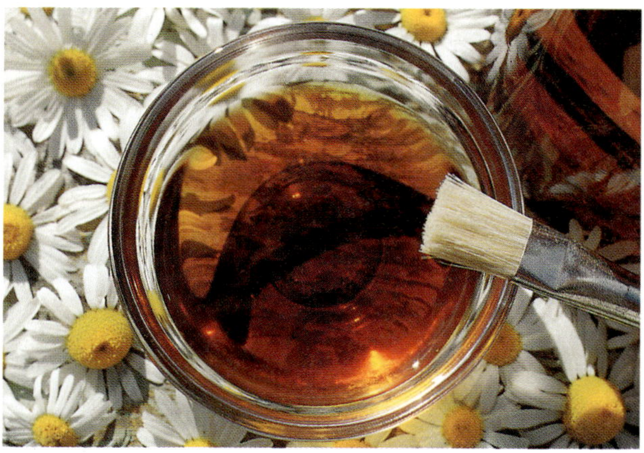

Die Echte Kamille hat mehrere Doppelgänger, die wenig bis gar nicht wirksam sind. Achten Sie beim Sammeln auf den Geruch, und richten Sie sich nach der botanischen Beschreibung.

Kamillentinktur

Sehr beliebt in der Naturheilkunde ist auch die Kamillentinktur (siehe Seite 12). Man kann die Tinktur tropfenweise in heißes Wasser geben und erhält so eine Art Kamillentee. Man setzt sie auch als Zusatz für Dampf-, Teil- oder Vollbäder ein. Die Konzentration richtet sich dabei nach dem persönlichen Befinden.

Kamille niemals länger als maximal sechs Wochen ohne Unterbrechung verwenden, weil sonst – neben dem Gewöhnungseffekt – Haut und Schleimhäute stark austrocknen.

Heiße Kamillenauflage gegen Gerstenkorn

Wenn man ein Gerstenkorn am Auge hat, hilft oft eine heiße Kamillenauflage. Man kocht die Kamillenblüten mit wenig Wasser, gibt die heißen Blüten in ein Stückchen Verbandsmull oder Gaze und legt dies so heiß wie es verträglich ist auf das Gerstenkorn. Nach wenigen Auflagen wird das Gerstenkorn nach außen aufgehen und meist problemlos abheilen.

Kartoffel

Obwohl sie erst vor gut 200 Jahren aus Amerika bei uns eingebürgert wurde, hat sich die Kartoffel *(Solanum tuberosum)* schnell ihren festen Platz sowohl in der täglichen Ernährung als auch in der Heilkunde erobert.

Man sollte für den Kartoffelsaft keine grünen und keine keimenden Kartoffeln verwenden, denn sie enthalten das giftige Solanin.

Kartoffelsaft zur Entsäuerung

Bei Übersäuerung des Magens, bei chronischer Magenschleimhautreizung (Gastritis) sollte der Patient morgens nüchtern 1 Gläschen rohen Kartoffelsaft trinken. Dazu wird 1 kleine Kartoffel gewaschen und roh durch einen Entsafter gepresst. Wem diese Prozedur zu umständlich ist, der kann sich auch eine Flasche rohen Kartoffelsaft aus dem Reformhaus besorgen. Den Saft sollte man trinken, ehe er sich verfärbt. Er entsäuert den Magen- und Darmtrakt. Der Kartoffelsaft hilft auch bei allen rheumatischen Erkrankungen bis hin zur Gicht, da diese immer in Verbindung mit einer Übersäuerung des

Körpers stehen. Durch die basischen Stoffe der Kartoffel wird die Harnsäure gebunden und dann ausgeschieden. In diesen Fällen ist selbstverständlich keine sofortige Wirkung zu erwarten. Doch ist die Anwendung als wirkungsvolle Begleit- oder Basistherapie bei rheumatischen Erkrankungen aller Art gedacht.

Wer oft müde, schwere Beine und Füße hat, sollte beim Kartoffelkochen das Wasser nicht wegschütten, sondern es sammeln, erwärmen und damit heiße Fußbäder machen. Die Füße schwellen dadurch ab, sind besser durchblutet und fühlen sich leichter an.

Das Kartoffelsäckchen

Bei Hexenschuss und Ischiasbeschwerden legten sich die Bauern früher ein heißes Kartoffelsäckchen auf. Man kocht Kartoffeln, gibt sie in ein Säckchen, zerdrückt sie leicht und legt das Ganze möglichst heiß auf die schmerzende Körperregion auf. Achten Sie darauf, dass das Säckchen nicht zu heiß ist: Die Haut sollte nicht in Mitleidenschaft gezogen werden.

Erste Hilfe bei Verbrennungen

Auch bei Verbrennungen und Verbrühungen kann die Kartoffel beste Dienste leisten. Dazu werden nach allererster Hilfe mit kaltem Wasser rohe Kartoffeln gerieben und mitsamt dem Kartoffelsaft auf die verbrannten Stellen gegeben. Durch die Kühle des nassen Breis wird der Schmerz gelindert, durch seine Feuchtigkeit die geschrumpfte und ausgetrocknete Haut regeneriert. Alle Hautzellen, die noch nicht zerstört sind, erholen sich auf diese Weise sehr schnell, die Narbenbildung wird eingeschränkt. Voraussetzung bei dieser ersten Hilfe ist, dass sie möglichst unmittelbar nach dem Unfall kommt.

Roher Kartoffelbrei gegen Hautprobleme

Der rohe Kartoffelbrei hilft auch ausgezeichnet bei stark juckenden Hautbeschwerden. Man trägt den frischen Kartoffelbrei auf die juckende Stelle auf und fixiert ihn. Auch bei schlecht heilenden Wunden kann man diese Auflage aus Kartoffeln verwenden. Manche schwören darauf, dass diese noch besser hilft, wenn man den Kartoffeln etwas frische Vollmilch beimengt.

Manchmal verschwinden die Beschwerden, wenn man die betroffenen Stellen mit einer Scheibe roher Kartoffel einreibt. Bei ständigem Hautjucken sollte man jedoch einen Arzt oder einen Heilpraktiker aufsuchen.

Das Allizin im Knoblauch hat, wie man jetzt weiß, stark antibiotische Eigenschaften und wirkt gegen alle Infekte und sonstige Reizerscheinungen im gesamten Magen- und Darmbereich.

Knoblauch

Der Knoblauch *(Allium sativum)* wird wegen seines intensiven Geruchs als Naturheilmittel in Mitteleuropa leider häufig gemieden. Dabei wirkt Knoblauch besonders im Bereich des Gehirns, der Augen sowie der Beine gefäßerweiternd und gefäßentspannend, da er den Cholesterinspiegel im Blut senkt und das Verklumpen der Blutplättchen verlangsamt. Die Zellen werden durch die Wirkweise des Knoblauchs besser versorgt bzw. entsorgt. Diese optimierte Durchblutung beugt der Entstehung von Arteriosklerose vor, verhindert Bluthochdruck und sorgt für einen tieferen Schlaf.

Außerdem verfügt der Knoblauch über stark antibiotische Eigenschaften, so dass man statt chemische Mittel einzunehmen, eigentlich oft nur zu dieser scharfen Knolle zu greifen bräuchte, um Bakterien abzutöten. Wer regelmäßig Knoblauch isst, beugt Infektionen vor.

Knoblauch gegen Magen- und Darmbeschwerden

Wer öfter Gärungsprozesse im Darm mit starken Blähungen und leichtem Durchfall auszustehen hat, sollte regelmäßig Knoblauch zu sich nehmen. Er sollte

Keine Angst vor Knoblauchgeruch

Gegen den intensiven Geruch des Knoblauchs kann man sich schützen, indem man nach dem Knoblauchgenuss ein Glas frischer Vollmilch zu sich nimmt und mit der Milch vor dem Hinunterschlucken kräftig den Mund spült. Man kann dann noch etwas frische Petersilie gut zerkauen.

täglich 2 bis 3 abgelagerte Knoblauchzehen essen. Da Knoblauch auch gallenflusstreibend wirkt, sorgt er für die Entgiftung der Leber und damit des ganzen Körpers. Seine verdauungsfördernde Wirkung macht ihn zu einem guten Begleiter schwer verdaulicher Speisen.

Bei Zahnschmerzen kann eine Einreibung mit dem Brei einer zerdrückten Knoblauchzehe schnell Abhilfe schaffen. Geben Sie dazu die Paste direkt auf das Zahnfleisch des erkrankten Zahns.

Knoblauch als Mittel gegen Würmer

Ein uraltes Hausmittel gegen die früher weit verbreiteten kleinen Fadenwürmer bei Kindern war Knoblauchmilch. 1 oder 2 Knoblauchzehen werden dazu fein zerdrückt und mit 1/4 Liter warmer Milch den Kindern zum Trinken gegeben.

Knoblauch zur Stärkung des Immunsystems

Wer unter geschwächten Abwehrkräften leidet sollte einige Zeit jeden Tag 1 bis 2 rohe Knoblauchzehen essen. Sie helfen dem Körper durch ihre antibiotischen Eigenschaften nicht nur Bakterien zu bekämpfen, sondern fördern nachweislich die Bildung jener weißen Blutkörperchen, die für die Krankheitsabwehr zuständig sind. Auch bei Pilzinfektionen haben sich Knoblauchkuren bewährt. Je nachdem, wo die Infektion sitzt, wird roher Knoblauch äußerlich oder innerlich angewendet.

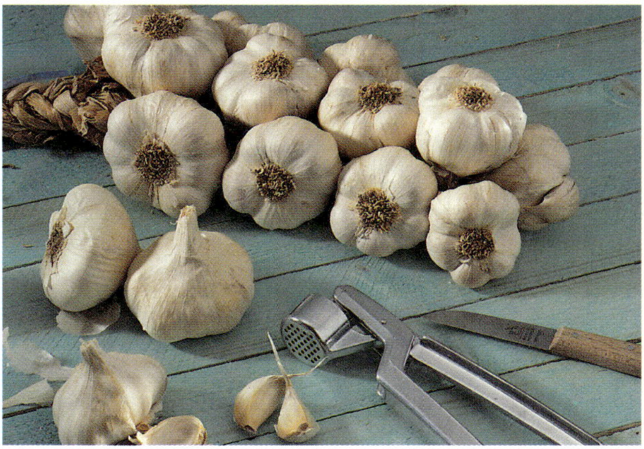

Knoblauch wird seit über 5000 Jahren als Gewürz und als Heilmittel genutzt.

Kohl

Weißkohl *(Brassica alba)* und Wirsing *(Brasica oleracea)* sind in der Volksheilkunde Lebens- und Heilmittel zugleich. Richtig verarbeitet ist der Kohl eines der größten Heilmittel für den Magen- und Darmtrakt.

Kohlsaft gegen Magenprobleme

Man nehme Weißkohl, hoble oder schneide ihn fein und gebe ihn mit etwas Salz in eine Schüssel. Dann stampft man ihn mit einem Holzlöffel so, dass der Saft aus dem Kraut austritt. Man lässt das gestampfte Kraut mindestens 1 Stunde stehen. Danach kann man den Saft abpressen. Der Kohl wirkt so verarbeitet anregend, aber nicht blähend auf den Verdauungstrakt, und es wird fast keinen Magenkranken geben, der ihn nicht verträgt. Man kann, wenn man den Saft mit einer gewissen Regelmäßigkeit einige Wochen lang nimmt, fast jede Magen- und Darmstörung auskurieren.

Zur Not kann man für einen Kohlumschlag auch die Blätter des Kohlrabis nehmen. Sie wirken jedoch nicht so intensiv wie die Blätter der anderen Kohlarten.

Allheilmittel – der Kohlumschlag

Kohlumschläge werden angewendet bei Kopfschmerzen und Neuralgien, bei Entzündungen, Wunden und Schmerzen aller Art – ob außen am Körper oder bei Erkrankungen der inneren Organe. Dafür wird die dicke Mittelrippe des Kohls herausgeschnitten, die Blätter werden gewaschen, mit einem Nudelholz zu weichen Lappen gerollt und dem Patienten auf die schmerzende Körperpartie gelegt. Wirsing wirkt am stärksten. Wenn man eine weniger starke Wirkung erreichen möchte, nimmt man Weiß- oder Rotkraut.

Kohl bei hartnäckigen Darmproblemen

Mit Grünkohl lässt sich Verstopfung beheben, er wirkt entgiftend und kann außerdem eine nach Darminfektionen angegriffene Darmschleimhaut wieder heilen und aufbauen.

Das Kräuterkissen ist ein Vorläufer der Aromatherapie. Die Kräuterkundigen wussten immer, dass ein duftendes Kräuterkissen eine sehr heilsame Wirkung auf den Menschen ausübt.

Kräuterkissen

Das Kräuterkissen ist ein kleiner wohlriechender Leinenbeutel, der mit aromatisch duftenden, getrockneten Heilpflanzen gefüllt ist. In der Volksheilkunde war es schon immer von großer Bedeutung. Durch die Duft- und Aromastoffe der Gewürz- und Heilpflanzen, mit denen die Kissen frisch gefüllt werden, kommt es zu fast denselben Wirkungen wie bei der innerlichen Einnahme der Pflanzen als Tees oder Pulver.

Kräuterkissen für erholsamen Schlaf

Ein Kräuterkissen kann sich jeder selbst herstellen, indem er die gegen seine Beschwerden angezeigten Kräuter trocknet, in ein Säckchen füllt und dies beim Schlafen unter oder neben seinen Kopf legt. Hat jemand etwa einen chronischen Husten, so packt er Kräuter wie Rosmarin, Lavendel und Pfefferminze in sein Kräuterkopfkissen. Durch die Wärme, die der Körper in der Nacht ausstrahlt, werden die ätherischen Öle in den Kräutern zum Verduften gebracht. In Luft gelöst, atmet man sie dann ein. Da man in der Nacht völlig entspannt ist, ist die Wirkung noch besser als am Tag.

Liebstöckel (Maggikraut)

Das Doldengewächs Liebstöckel *(Levisticum officinalis)*, auch Bärmutter, Gichtsstock und Maggikraut genannt, ist bei uns seit dem Jahr 800 n. Chr. als Heilpflanze bekannt. Die Liebstöckelwurzel wurde bei Verdauungsproblemen, gegen Blasen- und Nierenleiden sowie bei Menstruationsstörungen angewendet. Zum Würzen dient das Kraut des Liebstöckels. Es hat einen leicht sellerieartigen Geschmack und erhöht die Bekömmlichkeit von fetten Speisen.

Die Liebstöckelwurzel als Nierenheilmittel
Die Wurzel des Liebstöckels wird mit gutem Erfolg bei allen Nierenerkrankungen und begleitenden Wasserstauungen im Gewebe eingesetzt, da ihre ätherischen Öle und Gerbstoffe harntreibend wirken.
Man setzt 1 bis 2 Teelöffel der Wurzelstücke in 1/4 Liter kaltem Wasser an, bringt es langsam zum Kochen und seiht sofort ab. Von diesem Tee trinkt man 2 bis 3 Tassen pro Tag. Wer den Geschmack so nicht mag, kann die harten Wurzelstücke zu Pulver vermahlen und davon 2- bis 3-mal täglich 1/2 Teelöffel voll mit viel Wasser oder Tee einnehmen.

Liebstöckel als Heilmittel bei Frauenleiden
Liebstöckel erhöht bei regelmäßiger Einnahme die Durchblutung im Unterleibsbereich und wirkt zudem entkrampfend. Deshalb wird Liebstöckel besonders bei Frauenleiden wie ausbleibender oder schwacher Periode sowie bei starken, krampfartigen Regelschmerzen angewendet. Aufgrund seiner stark durchblutungsfördernden Wirkung sollten schwangere Frauen Liebstöckel meiden.

Liebstöckel: 80 bis 200 Zentimeter hoch; aufrechter, dicker Hohlstängel mit wechselständigen grünen dicklichen Blättern; Blätter einfach rhombenförmig oder gefiedert; Blütezeit Juli und August; kleine hellgelbe Blüten, die in dichten Dolden stehen.

Linde

Bei den Linden unterscheidet man die Winter- und die Sommerlinde. Die Winterlinde *(Tilia Cordata)* blüht zwei Wochen nach der Sommerlinde *(Tilia Plathyphyllos)* und hat kleinere reichblütigere Blütenstände. In der Wirkung sind beide gleich. Wenn im Frühsommer die Blüten aufbrechen und ihren betörenden Duft verströmen, müssen diese möglichst am Tag des Aufbrechens geerntet werden, weil dann ihre Heilwirkung am stärksten ist. Man sammelt die Blütenstände mitsamt dem unteren Deckblatt.

Lindenblütentee gegen Erkältungskrankheiten

Lindenblütentee wirkt stark schweißtreibend und damit reinigend. Zudem erhöht er die Widerstandskraft gegen alle Erkältungskrankheiten und wird bereits im Herbst bei Schnupfenwetter vorbeugend getrunken.

Im akuten Fall werden 2 bis 3 Teelöffel Lindenblüten – getrocknet oder frisch – überbrüht (siehe Seite 10) und so heiß wie möglich getrunken. Zur Steigerung der Heilwirkung kann der Patient, warm eingepackt, ein heißes Fußbad durchführen. Sobald er anfängt zu schwitzen, sollte er in ein vorgewärmtes Bett gehen.

Der Vorbeugungstee aus Lindenblüten wird mit nur 1 Teelöffel auf 1/4 Liter kochendes Wasser bereitet. Wenn man keine Lindenblüten zur Verfügung hat, kann man auch Holunderblüten verwenden.

Lindenblütenhonig wirkt wie eine gute Arznei. Ihm spricht man alle guten Eigenschaften zu, die man von der Linde kennt. Süßt man einen Lindenblütentee mit Lindenblütenhonig, ist seine Wirkung noch stärker.

Lindenblätter bei Magenbeschwerden

Die Blätter der Linde setzt man als Tee dann ein, wenn Magen- und Darmbeschwerden, verbunden mit Durchfällen, auftreten sowie bei allen krampfartig ablaufen-

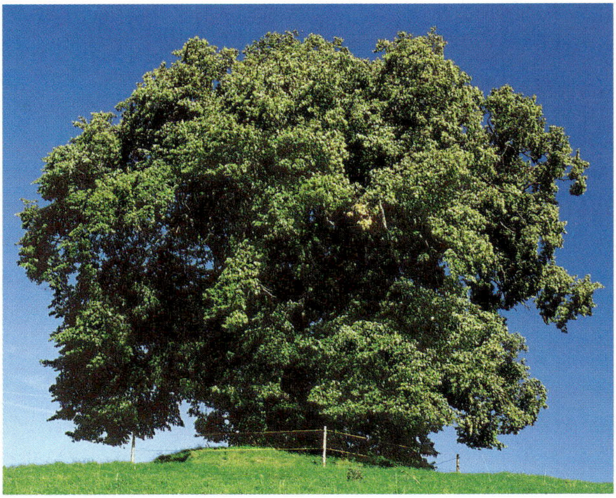

Die Dorflinde diente nicht nur als Mittel- und Sammelpunkt ländlicher Gemeinden, sondern auch als Heilbaum, von dem sich jeder bei Bedarf bedienen konnte.

den Magenbeschwerden. Hier bereitet man einen Tee aus den frisch gepflückten Blättern. Dazu schneidet man 1 Hand voll Blätter klein und übergießt sie mit 1/2 Liter kochendem Wasser. Täglich werden 3 bis 5 Tassen davon ungesüßt verabreicht.

Lindenrinde bei Magenkrämpfen

Bei krampfartig auftretenden Magenbeschwerden zieht man die Rinde vor, weil sie in der Regel die bessere Wirkung mit sich bringt. Aus 1 Teelöffel Rinde und 1/4 Liter Wasser setzt man einen Kaltauszug an (siehe Seite 10) und gibt ihn dem Magenkranken ungesüßt zu trinken.

Lindenholzkohle bei Sodbrennen und Durchfall

Selbst die Kohle aus dem Lindenholz findet in der Volksheilkunde Verwendung. Bei starkem Sodbrennen sollte man die Holzkohle zu einem feinen Pulver zerstoßen und davon 1 Teelöffel voll mit etwas Wasser nach dem Essen einnehmen. Es bindet die überschüssige Säure und auch Darmgifte an sich und neutralisiert sie. Lindenholzkohle ist wie andere Pflanzenkohlen auch ein gutes Mittel gegen Durchfall.

Speziell bei klassischen grippalen Infekten und Erkältungen, wenn der Patient richtig schwitzen soll, wird Lindenblütentee eingesetzt.

Löwenzahn

Wenn im April oder im Mai die Wiesen wie gelbe Teppiche aussehen, dann ist die hohe Zeit des Löwenzahns *(Taraxacum officinalis)* gekommen. Bei dieser Pflanze gibt es nur glühende Verehrer oder strikte Gegner. Die Verehrer preisen den Löwenzahn als Heilkraut und Speisezutat in allen seinen Formen und wirksamen Anwendungen, die Gegner verabscheuen ihn, weil er ihnen nicht schmeckt und angeblich ihre Gärten verunziert.

Löwenzahnextrakt gegen Verdauungsbeschwerden

Im Frühjahr sammelt man die ganze Pflanze von der Wurzel bis zur Blüte, reinigt sie gut, schneidet sie klein und setzt sie mit einem hochprozentigen Schnaps an (siehe Seite 12). Von dem Alkoholauszug sollte man bei allen Magen- und Darmbeschwerden, bei Leber- oder Gallenblasenproblemen vor dem Essen 1/2 Schnapsglas voll trinken.

Frisch gepflückte junge Löwenzahnblätter sind eine Frühlingsdelikatesse, die vor allem in Salaten ihren herben Gechmack wunderbar entfalten.

Löwenzahn ist vor allem für diejenigen geeignet, die zu Gallen- und Leberstauungen neigen oder bereits eine Gelbsucht hatten. Bei einem Verschluss der Gallengänge durch einen Stein oder bei einem Darmverschluss sollte er jedoch auf keinen Fall angewendet werden!

Löwenzahntee zur Gallenflussanregung

Aus den getrockneten Blüten kann man sich bei Leber- und Gallenblasenstörungen einen Tee aufbrühen (siehe Seite 10). Zu einer verstärkten Anregung des Gallenflusses sollte man einen Löwenzahntee aus der getrockneten Wurzel bereiten: Setzen Sie abends 1 Teelöffel der getrockneten Wurzeln in 1/4 Liter Wasser kalt an. Bringen Sie morgens das Ganze langsam zum Sieden, und lassen Sie es 10 Minuten ziehen. Den Tee sollte man möglichst ungesüßt auf nüchternen Magen trinken.

Löwenzahnsaft zur Entgiftung

Frisch gepresster Löwenzahnsaft (auch im Reformhaus erhältlich) sollte bei keiner Frühjahrskur fehlen. Er entschlackt und entgiftet den Körper.

Löwenzahnhonig

Man gibt 2 gute Hand voll Blüten auf 1 Liter Wasser, kocht sie 10 Minuten auf und seiht das Ganze ab. Man fügt dem gelben Saft 500 Gramm Zucker zu. Manche verfeinern die Mischung mit Zitronensaft und 1 Prise Zimt. Der Saft wird so lange eingekocht, bis er dickflüssig ist. Dann wird er noch heiß in Schraubgläser abgefüllt, die sofort verschlossen werden. Nach dem Erkalten ergibt dies einen gelben dickflüssigen Honig, der als Brotaufstrich verwendet wird und sich sehr positiv auf Leber und Gallenblase auswirkt.

Lungenkraut

Das im zeitigen Frühjahr wachsende Lungenkraut *(Pulmonaria officinalis)* mit seinen in verschiedenen Grüntönen gefleckten Blättern und seinen mehrfarbigen Blüten, die von Rosa und Rot über Violett bis Blau gehen, wird in der Volksheilkunde sehr geschätzt. Das Raublattgewächs wird, wie sein Name schon sagt, bei allen Erkrankungen der Lunge eingesetzt. Es vermindert, als Tee getrunken, außerdem die Reizungen der akuten Frühjahrserkältung, wirkt auswurffördernd und entschleimend. Selbst gegen Durchfall hilft es als ein nicht allzu radikales Mittel.

Lungenkraut: 15 bis 30 Zentimeter hoch; Blätter und Stängel behaart; Blätter oft weißlich gefleckt, am Grund ei- bis herzförmig, an der Spitze lang gezogen; Blütezeit März bis Mai; erst rote, dann blaue Blüten, die in endständigen, büscheligen Blütenständen hängen; fünfzähnige Blütenblätter in röhrenförmigen Kelch; dünner Wurzelstock.

Lungenkrauttee gegen Erkältungen

Für den Erkältungstee aus Lungenkraut überbrüht man 1 bis 2 Esslöffel der mitsamt der Blüte klein geschnittenen frischen Pflanze ohne Wurzel mit 1/4 Liter kochendem Wasser (siehe Seite 10). Solange die Erkrankung akut ist, sollte man 6 bis 8 Tassen, bei Besserung nur noch 1 bis 3 Tassen des Tees pro Tag zu sich nehmen.

Da sich im Frühjahr die Erkältungskrankheiten auch oft im ableitenden Harnbereich bemerkbar machen, trinkt man Lungenkrauttee bei allen diesen Erkrankungen, solange sie akut sind, in derselben Dosierung.

Lungenkrauttee bei Wunden und gegen Akne

Äußerlich wird der Lungenkrauttee bei kleineren Wunden zur Auswaschung angewendet. Dadurch entzünden sich diese nicht so schnell und heilen rasch ab. Auch als Gesichtspackung bei Pickeln oder Akne hat sich der Tee sehr bewährt: Man sollte sich täglich einen frischen Lungenkrauttee ansetzen, allabendlich einen Leinenlappen gut damit befeuchten und ihn auf die betroffenen Stellen legen. Hinterher sollte man das Gesicht nicht waschen, sondern eine Ringelblumensalbe auftragen.

Mädesüß

Mädesüß *(Filipendula ulmaria)*, in vielen Gegenden auch Spierstrauch genannt, ist für viele Kenner das Rheumamittel überhaupt. Es wächst an feuchten Orten, oft entlang von Teich- und Bachufern. Aus den Wurzelstücken bereitet man bei Gicht und anderen rheumatischen Erkrankungen einen Tee, indem man 1 Teelöffel der getrockneten Wurzelstücke mit 1/4 Liter kaltem Wasser über Nacht ansetzt, am Morgen aufkocht, 10 Minuten ziehen lässt und nach dem Abseihen mit Honig gesüßt trinkt. Morgens setzt man den Tee für den Abend kalt an. Von diesem Tee sollte man nicht mehr als 2 Tassen pro Tag zu sich nehmen.

Mädesüß trägt äußerlich angewendet auch zur Verhinderung der Narbenbildung bei und kann als Umschlag oder Salbe auf verheilende Wunden aufgetragen werden.

Mädesüßwurzelschnaps als Tropfen

Oft wird auch ein alkoholischer Auszug aus den frischen Wurzelstücken des Mädesüß bereitet (siehe Seite 12). Er wird tropfenweise mit Wasser verdünnt mehrmals täglich eingenommen. Je nach Schwere der Erkrankung sollte man zwischen 5 und 20 Tropfen einnehmen.

Meerrettich

Der Meerrettich *(Armoracia rusticana)* findet in der Schulmedizin kaum Anwendung, obwohl in ihm neben Vitamin C und Kalziumsalzen antibakteriell wirkende Senföle gefunden wurden, darunter das Allylsenföl. Umso größer ist sein Ansehen in der Volksheilkunde, wo er vielseitig und mit sehr großem Erfolg bei Bronchitis, Blasen- und Nierenleiden eingesetzt wird. Er gilt jedoch als radikales Therapeutikum: Im Umgang mit der Wurzel, die ab September geerntet und in fein geriebenem Zustand verwendet wird, sollte man vorsichtig sein. Wer einen sehr empfindlichen Magen hat, sollte sich mit dem Konsum von Meerrettich zurückhalten. Die Wurzel kann den Magen unangenehm überreizen und ein schmerzhaftes Brennen verursachen.

▶ Wer weiß, dass sein Magen nervös reagiert und trotzdem auf den scharfen Geschmack nicht verzichten möchte, sollte den Meerretich bei der Zubereitung etwas mehr kochen lassen und dann mit Milch oder süßer Sahne abmildern.

▶ Die starke Hautreizung der äußerst wirksamen Meerrettichauflagen kann man abmildern, indem man fein geriebenen Meerrettich mit Quark vermischt und so die Auflagen herstellt. Allerdings ist dann auch die starke Wirkung, die man mit der Auflage erreichen möchte, abgeschwächt. Hautempfindlichen Patienten ist in jedem Fall die mildere Art der Anwendung anzuraten.

▶ Wer den sehr scharfen Geschmack des Meerrettichs beim Einnehmen nicht mag, der sollte den fein geriebenen Meerrettich unter Quark oder geraspelte Möhren mischen.

Meerrettich bei Nieren- und Blaseninfektionen

Positiv bei allen Infektionen der Nieren und der Blase sowie bei allen Harnwegsreizungen oder Entzündungen wirkt sich eine Mischung aus Meerrettich und Honig

Meerrettich: 50 bis 100 Zentimeter hoch; Kreuzblütlerstaude mit kräftigem Stängel, breiten, glänzenden, länglich gekerbten Bodenblättern und lanzettförmigen Stängelblättern; Blütezeit Juni und Juli; weiße Blütenrispen, aus denen sich schötchenförmige Früchte entwickeln.

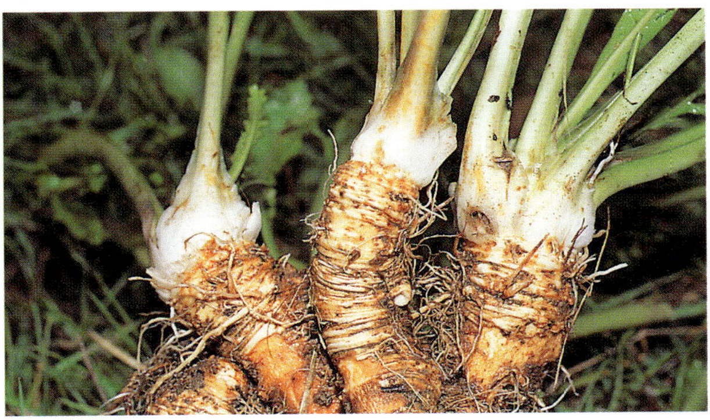

Die weißfleischigen Wurzeln des Meerrettichs, auch Stangen genannt, enthalten hautreizende Öle und Senfglykoside.

aus. Geriebener frischer Meerrettich wird mit derselben Menge dünnflüssigen Honigs zu einem Brei verrührt. 2- bis 3-mal pro Tag wird davon 1 Teelöffel voll eingenommen. Da er auch stark gallenflussfördernd wirkt, entstaut er die Leber und regt so deren Entgiftungsfunktion an. Durch den verstärkten Gallenfluss wird der Darm stark angeregt und so der ganze Körper gereinigt. Gleichzeitig sollte man immer große Mengen Tee (bis zu 3 Liter am Tag) trinken, um die Schadstoffe und Schlacken regelrecht aus dem Körper herauszuschwemmen. Heiße Fußbäder unterstützen auch hier den Gesundungsprozess.

Äußerlich kann man die Heilung von Nieren- oder Blasenreizungen auch noch mit Meerrettichumschlägen in der Nierengegend unterstützen.

Meerrettichauflagen bei Husten

Dieselbe Mischung aus fein geriebenem Meerrettich mit Honig wirkt sich, regelmäßig 1- bis 3-mal täglich 1 Esslöffel eingenommen, auch positiv auf Husten, Schnupfen und Asthma aus, selbst wenn diese Erkrankungen schon chronisch sein sollten.

Unterstützen sollte man die Anwendung mit Breiauflagen aus Meerrettich: Man gibt von dem frisch geriebenen Meerrettich etwas auf ein Tuch und legt es maximal 10 Minuten lang auf den Brustkorb. Der Meerrettich verstärkt die Durchblutung im Lungen- und Bronchialbereich, wirkt jedoch auch stark hautreizend, weshalb die behandelte Stelle nach der Anwendung sofort mit Seifenwasser abgewaschen und mit Ringelblumensalbe eingerieben werden muss. Patienten, die besonders empfindlich auf die ätherischen Öle des Meerrettichs reagieren, sollten dabei die Augen geschlossen halten.

Meerrettich gegen rheumatische Beschwerden

Manche Leute schwören auf Meerrettich bei allen rheumatischen Erkrankungen. Sie empfehlen ab und zu 1/4 bis 1/2 Teelöffel voll Meerrettich mit viel Wasser einzunehmen. Unterstützend sollte man schmerzhafte Gelenke mit einer Meerrettichpackung für 5 bis höchstens 10 Minuten behandeln. Hinterher sollte man die Gelenke sorgfältig abwaschen und mit Öl einreiben.

Meerrettich gegen Ödeme

Die lymphatischen Schlüsselstellen des Körpers sind im Beinbereich die Kniekehlen und die Leistenbeugen, im Armbereich die Achselhöhlen und im Kopfbereich der seitliche Hals unterhalb der Ohren bis zum Kehlkopf. Wird geriebener Meerrettich auf diese Schlüsselstellen als Auflage gebracht, hilft er gegen Stauungen im lymphatischen Gewebe. Da der Lymphbereich jedoch sehr empfindlich ist, sollten hier unbedingt die Auflagen mit Meerrettichquark durchgeführt werden, und sie sollten nicht länger als 5 Minuten aufgelegt werden. Hinterher sollte man ebenfalls für eine gute Hautpflege sorgen.

Meerrettichtinktur für ältere Wunden

Mit der Meerrettichtinktur werden vor allem ältere, bereits vergrindete Wunden behandelt. Man benutzt die Tinktur aber auch für Einreibungen dort, wo man einen Meerrettichwickel oder Umschlag nur umständlich ein-

Nicht immer gilt »Viel hilft viel«. Manchmal sind es gerade die feineren Reize, die besser wirken. Wägen Sie im Umgang mit der Meerrettichwurzel ab, ob Ihr Organismus im Augenblick eher einen starken oder besser einen milden Reiz benötigt.

Meerrettichessig

1 Meerrettichstange wird fein gerieben, in ein Schraubglas gegeben und mit Branntweinessig (nicht mit Weinessig!) aufgegossen, bis der Essig 1 Zentimeter über der geriebenen Masse steht. Das Glas wird 10 Tage lang warm gestellt und täglich 1-mal kräftig durchgeschüttelt. Danach wird das Ganze abgeseiht und durch ein feines Tuch gepresst.

Meerrettichsirup

Fein geraspelter Meerrettich wird mit der gleichen Menge Honig oder Rohrzucker angesetzt und ziehen gelassen. Die entstehende Flüssigkeit wird abgeseiht und ausgepresst, eventuell nochmals mit etwas braunem Rohrzucker eingekocht und als Hustenmittel für Kinder eingesetzt.

setzten könnte. Man nimmt die Meerrettichtinktur bei allen oben aufgeführten Krankheiten ein, bei denen man den Meerrettich auch roh essen würde. Die Menge kann dabei von einigen Tropfen bis zu 1 Esslöffel voll gehen, je nach Patient, Krankheit und Verträglichkeit. Zur Herstellung der Meerrettichtinktur wird frischer Meerrettich geraspelt und mit einem guten Selbstgebrannten angesetzt (siehe Seite 12). Statt der Tinktur sollte man bei Kindern und Menschen, die keinen Alkohol vertragen, den Meerrettichsirup anwenden.

Meerrettichessig gegen Akne und Hautunreinheiten
Mit Meerrettichessig werden Pusteln, Pickel und lädierte Hautstellen, besonders bei Akne, täglich mehrmals betupft. Da solche Hautunreinheiten oft mit stoffwechselbedingten Entzündungen einhergehen, sollte bei Hauterkrankten auch dem Essen ein wenig fein geriebener Meerrettich zugefügt werden. Er wirkt dadurch auch von innen leicht antibiotisch und hemmt somit die allgemeine Entzündungsbereitschaft.

Geriebener Meerrettich mit Honig wirkt, zusammen mit den Begleitmaßnahmen, oft besser und schneller als jedes Antibiotikum oder ein anderes Medikament aus der Schulmedizin.

Meerrettichhonig zur Wundbehandlung
Bei schlecht heilenden Wunden oder bei Hauterkrankungen mit offenen Stellen wird der Meerrettich in Kombination mit Honig eingesetzt. Man mischt geriebenen Meerrettich im Verhältnis 1:10, gibt davon etwas vorsichtig auf die Wunde und verbindet sie. Dadurch wird die Heilung und die Granulation im Wundbereich beschleunigt.

Melisse

Die Melisse *(Melissa officinalis)*, wegen ihres Wirkstoffs Zitronellal auch unter dem Namen »Zitronenmelisse« bekannt, ist eine alte Heilpflanze, die schon im Altertum weit verbreitet war und auch in den mittelalterlichen

Klostergärten gerne gezogen wurde. Die Melisse wirkt beruhigend, krampflösend und schlaffördernd. Deshalb wird sie bei allgemeiner Nervosität, nervösen Herzbeschwerden, Schlafstörungen, Kopfschmerzen, nervösen Verdauungsstörungen mit Blähungen und Brechreiz, Koliken und Übelkeit angewendet. Auch bei krampfartigen Periodenbeschwerden wird sie empfohlen. Sie wird daher häufig auch Frauenkraut genannt.

Melissengeist und seine Anwendungen

Die bekannteste Form der Melisse ist der Melissengeist. Er fand in früheren Zeiten in den Klöstern rege Verwendung und fehlt auch heute in kaum einem Haushalt. Äußerlich wird der Melissengeist zur Einreibung bei Blutergüssen, Quetschungen, Nervenschmerzen sowie bei rheumatischen und Gichtschmerzen verwendet. Man kann ihn jedoch auch für lindernde Auflagen einsetzen, indem man 1 Esslöffel davon auf 1/2 Liter kaltes oder heißes Wasser gibt. Mit dieser Lösung befeuchtet man ein sauberes Baumwolltuch und legt es auf die betroffenen Stellen. Man hält es ständig feucht. Diese Auflagen können heiß und kalt durchgeführt werden:

- Bei einem schmerzhaften Gichtanfall, bei dem das Großzehengrundgelenk heiß, rot und geschwollen ist, nimmt man einen kalten Umschlag mit Melissengeist.
- Handelt es sich jedoch um einen arthrotischen Gelenkschmerz ohne Entzündung, wird der Melissengeist. für den Umschlag mit heißem Wasser verdünnt.
- Bei einem frischen, schmerzhaften Bluterguss legt man ebenfalls einen kühlenden Wickel an.

Herstellung von Melissengeist

Man sammelt die frischen Melissenblätter vor ihrer Blüte in der Zeit von Juni bis September, zerschneidet sie und füllt eine Weithalsflasche locker damit. Die Flasche wird mit hochprozentigem Alkohol oder einem

Melisse: 30 bis 90 Zentimeter hoch; vierkantiger, schwach behaarter, verzweigter Stängel; zitronenähnlich duftende breite, grob gesägte Blätter, die paarweise angeordnet sind; Blütezeit Juni bis September; weiße bis gelbliche Kelchblüten mit dreizähniger Ober- und Unterlippe, die als Blütenquirle in den Blattachseln stehen.

Selbstgebrannten aufgefüllt (siehe Seite 12). Den Hochprozentigen darf man nur verdünnt einnehmen. Den Selbstgebrannten kann man auch pur anwenden. Man sollte sich jedoch davor hüten, diesen Melissengeist unmäßig einzunehmen.

Geduldige setzen ihren Melissentee kalt an: Man nimmt 1 Esslöffel klein geschnittenes getrocknetes oder frisches Kraut, übergießt es mit 1/4 Liter kaltem Wasser, lässt es 8 Stunden ziehen, erwärmt es bis kurz vor den Siedepunkt und seiht es dann ab.

Melissentee

Bei der Zubereitung des Tees kann man auf verschiedene Weise vorgehen: Man nimmt 1/4 Liter heißes Wasser und gibt ihm je nach Geschmack 1 Teelöffel bis 1 Esslöffel fertigen Melissengeist zu.

Für die alkoholfreie Variante nimmt man 1 Esslöffel klein geschnittenes getrocknetes oder frisches Melissenkraut und überbrüht es mit 1/4 Liter kochendem Wasser (siehe Seite 10).

Innerlich wird die Melisse als Tee gegen alle nervösen Störungen von Magen, Leber, Gallenblase, Darm und Herz eingesetzt. Zu diesem Zweck kann man bis zu 6 Tassen des Melissengetränks pro Tag zu sich nehmen. Bei Schlafstörungen sollte man abends 2 Tassen trinken, bei akut-nervösen Gallenstauungen, Blähungen und Krämpfen hintereinander 2 bis 3 Tassen, bis die Beschwerden merklich nachlassen.

Melissenwein

Wer nicht so sehr für Hochprozentiges ist, kann sich einen eigenen Melissenwein zubereiten. Man nimmt hierfür 1 große Hand voll klein geschnittener frischer Melissenblätter, gibt sie in 1 bis 2 Liter Weißwein, erwärmt den Wein langsam bis auf 50 °C und lässt ihn einige Tage stehen. Dann seiht man ihn ab.

Von dem Melissenwein nimmt man 3-mal pro Tag vor jeder Mahlzeit 1 kleines Gläschen (0,1 Liter). Diese Anwendung führt man 2 Wochen lang durch und hält danach 2 Wochen Pause ein. Nimmt man den Wein auf diese Weise ein, so ist er gleichzeitig bekömmlich und wirksam.

Melissentee bei der Kinderpflege

Da bei Kindern ein Durchfall sehr oft mit einer gewissen Übererregung verbunden ist, sollte ihnen ein Melissentee verabreicht werden, bevor man zu stärkeren Maßnahmen greift. Häufig endet mit der Beruhigung auch die Darmstörung.

Bei Kindern kann man mit lauwarmem Melissentee Ohrspülungen durchführen. Sie sind ein mildes Mittel bei Reiz- und Entzündungszuständen im Ohrbereich, wirken wohltuend, entkrampfend und schmerzlindernd. Magen- und Darmbeschwerden sowie Leber- und Gallenblasenleiden kann man mit Melissentee lindern. Dies empfiehlt sich nicht nur bei Kindern, sondern auch bei Patienten, die auf Alkohol und daher auf Melissengeist oder -wein verzichten müssen.

Bei Insektenstichen kann ein frisch zerquetschtes Melissenblatt, das man als Sofortmaßnahme auf die Stelle aufbindet, große Erleichterung bringen.

Melissenblätter äußerlich bei Hauterkrankungen

Als Auflage werden in der Volksheilkunde die mit einem Nudelholz gequetschten frischen Blätter der Melisse angewendet. Sie werden auf die erkrankten Hautbezirke gelegt und mit einem Tuch umwickelt. Dies wirkt sich wohltuend und entspannend auf die betroffene Hautpartie aus und fördert den Heilungsprozess.

Melisse und Pfefferminze bei Menstruationsstörungen

Bei Periodenstörungen aller Art sollten Mädchen und Frauen 1 Woche vor der Blutung bis zum dritten Tag der eigentlichen Periode täglich 3 bis 4 Tassen Tee trinken, der halb aus Zitronenmelisse, halb aus Pfefferminze gemischt ist. Kopf- und Rückenschmerzen sowie Krämpfe, die in Verbindung mit der Periode auftreten, können mit dem Tee gelindert werden. Dadurch erspart man dem Körper chemische Schmerzmittel und schont so die anderen Organe. Den Tee können auch Frauen trinken, denen die Gebärmutter entfernt wurde und die daher alle vier Wochen zum Zeitpunkt der Periode, die nicht mehr eintritt, unter Stauungsbeschwerden leiden. Auch hier greift er regulierend und entkrampfend in das Geschehen ein. In der übrigen Zeit sollte dieser Tee nicht getrunken werden.

Achtung: Früchte und Samen der Petersilie sind in der Wirkung auf den menschlichen Körper giftig, das Öl der Pflanze ist ebenfalls schwach giftig.

Petersilie

Die Petersilie *(Petroselinum hortense)*, gleich ob krause oder glatte Petersilie, ob Kraut oder Wurzeln, regt den Saftfluss im ganzen Körper an und wirkt damit auf Herz und Kreislauf. Außerdem hilft sie gegen Blähungen, bei Magenbeschwerden aller Art, ist appetitanregend, krampflösend und ein hervorragendes Entwässerungsmittel. Aus diesem Grund kann Petersilie in jeder Form in Diäten, auch von Herz- und Nierenkranken, bestens mit eingesetzt werden. Nach den neuesten Forschungen enthält die Petersilie viel Vitamin B12. Dies ist vor allem für Vegetarier wichtig, da diese oft unter Vitamin-B12-Mangel leiden, weil es fast nur in Fleisch zu finden ist.

Petersilienwurzelsaft gegen Nieren- und Gallensteine
Der frisch gepresste Saft der Petersilienwurzel fördert, 3- bis 5-mal pro Tag 1 Esslöffel voll davon eingenom-

Wer im Nierenbereich empfindlich ist, der sollte in seinen Speiseplan täglich etwas Petersilie einbauen. Sie regt die Nierentätigkeit an und stabilisiert sie.

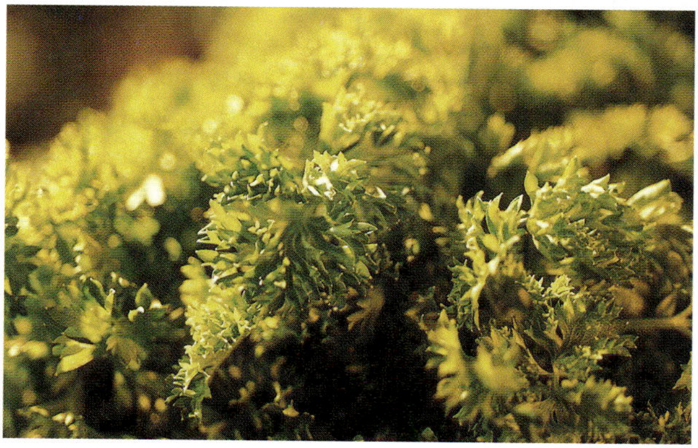

men, den Abgang von Nieren- und Gallensteinen. Voraussetzung dafür ist, dass ausreichend Wasser und Tee getrunken wird, nämlich ca. 3 Liter pro Tag.

Petersilie gegen Ohren- und Zahnschmerzen

Petersilie wirkt schmerzstillend und krampflösend bei akuten Ohren- und Zahnschmerzen. Sie wird dazu mit einem Nudelholz zerquetscht und auf das angegriffene Ohr oder den Kiefer gelegt. Sie darf jedoch nur als Erste-Hilfe-Maßnahme eingesetzt werden. Einen Gang zum Arzt erspart die Petersilienpackung nicht.

Pfefferminze

Pfefferminze: 30 bis 80 Zentimeter hoch; vierkantiger, am Grund verzweigter Stängel; elliptische, gegenständige, am Rand gezähnte Blätter; Blütezeit Juni bis September; rosa Lippenblüten in dichten Ähren; flache Wurzeln mit zahlreichen Ausläufern.

Die Pfefferminze *(Mentha piperita)* ist ein beliebtes Teekraut, das bei Magenproblemen, Übelkeit und Störungen im Verdauungstrakt zum Einsatz kommt. Auch als Küchengewürz eignet sie sich gut. Zur Inhalation oder als Saunaaufguss sollte der Tee oder das ätherische Öl bei Säuglingen, Kleinkindern und empfindlichen Menschen nicht benutzt werden, da das übermäßige Einatmen des Wirkstoffs Menthol zu gefährlichen Verkrampfungen der Atemwege führen kann!

Pfefferminzöl

Als Allheilmittel ist das Pfefferminzöl beliebt. Es wirkt äußerlich bei schmerzenden Muskeln und Gelenken und lässt Insektenstiche abschwellen. Innerlich kann man es bei Übelkeit und Kreislaufschwäche auf Zucker einnehmen. Am bekanntesten ist das ätherische Öl aus Japan, wo die Pfefferminze auf Vulkangestein kultiviert wird. Da das Öl der Pfefferminze hier dreimal destilliert wird, wirkt es viel intensiver als das herkömmliche Pfefferminzöl. Man muss sich bei der äußerlichen Anwendung vor einer Überdosierung hüten. Das Öl darf nicht in die Augen oder an andere Schleimhäute kommen.

Pfefferminzlikör

Für einen frisch und intensiv schmeckenden Likör setzt man Pfefferminzblätter mit Honig und einem guten Obstbrand an. Die Dosierung ist Geschmackssache und sollte von jedem selbst ausprobiert werden. Man lässt das Ganze einige Wochen reifen, schüttelt es immer wieder einmal durch und seiht es zum Schluss ab. Kühl oder auf Eis serviert, schmeckt es den Pfefferminzliebhabern sehr gut.

Im Mund- und Rachenraum sowie im Verdauungstrakt hingegen wird es von fast allen Patienten gut vertragen.

Pfefferminzöl bei Migräne und Kopfschmerzen

Wer häufig unter Migräne leidet, sollte sich die Schläfen mit 2 bis 3 Tropfen Pfefferminzöl einreiben. In der Regel lassen dann auch die schlimmsten Kopfschmerzen erheblich nach.

Pfefferminztee bei Konzentrationsschwäche

Achtung! Wer sich in homöopathischer Behandlung befindet, muss gänzlich auf Pfefferminze (auch z. B. in Zahnpasta) verzichten, da sie die Wirkung der Mittel aufhebt.

Gegen Müdigkeit und Konzentrationsprobleme hilft 1 Tasse frisch aufgebrühter Pfefferminztee. Besorgen Sie sich am besten biologisch unbelastete, getrocknete Blätter aus dem Reformhaus oder der Apotheke. Die Inhaltsstoffe der Pflanze haben eine tonisierende, aber im Gegensatz zu schwarzem Tee oder Kaffee eine nicht aufputschende Wirkung.

Preiselbeere

Die Preiselbeere oder Kransbeere *(Vaccinium vitis idaea)* wird in den Mittelgebirgen, wo sie in den lichten Wäldern oft ganze Bodenflächen bedeckt, als Vitamin-C-Träger sehr geschätzt. Die kugelige rote Beere mit ihren braunroten Samen wird von Mai bis Juli gesammelt und oft als delikate Konfitüre oder als Saft für die vitaminarme Zeit im Winter konserviert.

Preiselbeeren gegen Nieren- und Blasenentzündungen
Als Saft wird die Preiselbeere bei chronischen Blasen- und Nierenentzündungen mit gutem Erfolg eingesetzt. Auch bei Blasenkrämpfen kann man dieses wirksame Mittel verwenden. Zu diesem Zweck muss man die Preiselbeeren allerdings über einen sehr langen Zeitraum einnehmen. Am besten wirken die Beeren, wenn man alle 2 bis 3 Stunden 1 Esslöffel Preiselbeersaft oder 1 Teelöffel Preiselbeerkonfitüre einnimmt.

Preiselbeertee gegen rheumatische Beschwerden
Die Blätter des Preiselbeerstrauchs werden frisch oder getrocknet als Tee bei allen Blasen- und Nierenstörungen eingesetzt. Man brüht dazu 1 Teelöffel Blätter mit 1/4 Liter kochendem Wasser auf (siehe Seite 10) und trinkt 3- bis 4-mal pro Tag 1 Tasse. Da der Tee über seine harntreibenden Stoffe die Nieren anregt und eine Reinigung des Körpers erreicht, kann man ihn unterstützend bei rheumatischen Erkrankungen und Gicht einsetzen.

Preiselbeere: 10 bis 30 Zentimeter hoher Halbstrauch; kriechender, holziger Stängel mit dunkelgrünen glänzenden, ledrigen Blättern; Blütezeit Mai bis Juli; Achtung: In größeren Mengen genossen, wirken die Blätter giftig.

Quendel

Quendel *(Thymus serpyllum)* nennt man den wilden Wiesen- oder Feldthymian, der in der Volksheilkunde des Frankenwalds seit Generationen zu den Hausmitteln gegen Hauterkrankungen gehört. Er enthält viel ätherisches Öl, was ihm seinen charakteristischen Duft verleiht.

Quendel in der Babypflege
Milchschorf wird von alters her mit Quendel behandelt: entweder innerlich durch einen Quendeltee oder äußerlich, indem man Quendeltee dem Badewasser des Säuglings zusetzt und das Kind zusätzlich mit einer Quendelsalbe einreibt.

Quendel wächst auf trockenen, sonnigen Waldwiesen und -rändern, oft auch auf Mauern und Felsen. Gesammelt wird die ganze oberirdische Pflanze, am besten von April bis Mai.

Quendel: 5 bis 30 Zentimeter hoch; behaarte, am Grund holzige Stängel mit elliptischen, gegenständigen, am Rand mit Drüsen besetzten Blättern; Blütezeit Juni bis Oktober; rosa- bis purpurfarbene Blüten in länglichen Ähren; würziger Geruch.

Einen Quendeltee bereitet man, indem man 1 bis 2 Teelöffel Quendelkraut mit 1/4 Liter kochendem Wasser überbrüht (siehe Seite 10). Mit diesem Tee sollte der gesamte Flüssigkeitsbedarf der erkrankten Babys gedeckt werden.

Auch die stillenden Mütter sollten möglichst nur Quendeltee trinken, damit die Kinder seine heilsamen Wirkstoffe auch mit der Muttermilch aufnehmen. Für das Quendelbad gießt man den Quendeltee in die Kinderbadewanne und füllt die Wanne mit Wasser auf. Natürlich kann man auch einen mit Quendel gefüllten Leinenbeutel in die Wanne hängen. In diesem Quendelbad wird das erkrankte Kind täglich gebadet.

Quendel gegen Atemwegserkrankungen

Der frisch aufgebrühte Quendeltee wird auch bei allen Erkrankungen der Atemwege eingesetzt, denn Quendel enthält den Wirkstoff Thymol. Dieser wird über den Magen- und Darmtrakt vom Körper aufgenommen und teilweise wieder über die Atemwege ausgeschieden. Dabei wird fest sitzender Schleim in den Bronchien gelöst und mit ausgehustet.

Quendeltee kombiniert mit kalten Brustwickeln beschleunigt die Gesundung.

Quendelsalbe zur Hautpflege

Aus dem frischen Presssaft des Quendels, Maibutter, Honig und Honigwabe wird traditionell die Quendelsalbe für den Hausgebrauch angefertigt.

1 Stück Honigwabe wird in wenig Wasser so weit erhitzt, dass sie sich auflöst. In das Wachs wird der Honig hineingerührt, danach die Butter und zum Schluss der frisch gepresste Quendelsaft. Die fertige Salbe wird im Kühlschrank aufbewahrt. Leidet ein Kind an Milchschorf oder Ausschlag, so wird es zur Unterstützung der innerlichen Behandlung mit Quendeltee mit Hilfe dieser Salbe von außen behandelt.

Rettich

Der Rettich *(Raphanus sativus)* ist sowohl Nahrungs- als auch Heilpflanze. Er ist eine sehr alte Zuchtform, die schon den Ägyptern als gesundes Nahrungsmittel bekannt war. Rettich wirkt bei akutem Husten und Verschleimungen der Bronchien, aber auch bei Gallensteinen und bei Leberleiden. Bei einer Entzündung der Gallenblase dagegen ist von Rettich abzuraten. Auch bei chronischen oder akuten Magenbeschwerden sollte man ihn meiden, da er bei empfindlichem Magen eine leichte Reizung der Magenschleimhaut hervorrufen kann. Vorsicht! Nicht bei Entzündungen einnehmen!

Rettichsirup gegen Husten

Für den Rettichsirup raspelt man den Rettich und füllt ihn in ein Glas. Man gibt dieselbe Menge braunen Kandiszucker oder Honig dazu. Der Kandis bzw. Honig zieht die Flüssigkeit aus dem Rettich. Nach 8 bis 10 Stunden drückt man die Rettichschnitzel in einem Tuch aus.

Bei akutem Husten oder Erkrankungen der Bronchien gibt man dem Erkrankten tagsüber alle 1 bis 2 Stunden 1 Esslöffel voll Rettichsirup, den er langsam im Mund zergehen lassen soll.

Rettichsirup gegen Gallensteine

Bei Neigung zu Gallensteinen sollte man 2-mal im Jahr eine 3-wöchige Kur mit dem Rettichsirup machen. Man nimmt von dem Sirup bis zu 3-mal täglich jeweils 1 Esslöffel voll ein.

Früher höhlte man für den Sirup den Rettich der Länge nach aus, hängte ihn auf, gab in die obere Höhlung Zucker oder Kandiszucker und fing mit einem darunter aufgestellten Glas den heraustropfenden Sirup auf.

Ringelblume

Die Ringelblume *(Calendula officinalis)* gehört zu den bekanntesten Hausmitteln. Eines der beliebtesten selbst hergestellten Medikamente aus der Ringelblume ist die

Ringelblumensalbe. Man bereitet aus ihr aber auch eine Tinktur oder verwendet sie als Tee und als Umschlag.

Ringelblumensalbe als Hautschutz

Die Ringelblumensalbe wird bei allen entzündlichen Hauterkrankungen oder Ausschlägen auf die betroffenen Stellen aufgetragen oder als Salbenverband verwendet. Für den Salbenverband gibt man die Salbe messerrückendick auf ein Tuch und bindet dieses dann auf die betroffene Stelle. Man kann die Ringelblumensalbe auch bei Venenerkrankungen und Hämorrhoiden verwenden. Noch besser wirkt sie in diesen Fällen, wenn man sie zu gleichen Teilen mit flüssigem Honig mischt.

Man kann zur Unterstützung aller Heilungsprozesse sowie bei Übelkeit mehrmals täglich 20 bis 30 Tropfen der Ringelblumentinktur (siehe Seite 105) mit etwas Wasser verdünnt trinken.

Ringelblumenumschlag bei Magenbeschwerden

Für einen Ringelblumenumschlag kocht man ganze Ringelblumen in Wasser auf, drückt sie leicht aus, schlägt sie in ein Tuch ein und legt sie auf. Bei Reizungen oder leichten Entzündungen wird dieser Umschlag lauwarm auf den betroffenen Stellen angewendet. Bei leicht hitzigen Entzündungen macht man besser einen Umschlag mit der kühlenden Ringelblumensalbe oder der Ringelblumentinktur. Bei verdorbenem Magen wird ein heißer

Ringelblumensalbe

Zur Herstellung gibt es verschiedene Methoden: Die einen nehmen Butter oder rohes Schweinefett, zerkleinern dies im Mixer, geben dann fein geschnittene Ringelblumenblüten, -blätter und -stängel dazu, mixen das Ganze nochmals durch, und fertig ist die Salbe.

Andere kochen die klein geschnittenen Ringelblumen mit Schweinefett oder Butter einige Minuten kräftig durch, lassen das Ganze über Nacht erkalten, erwärmen es am nächsten Tag nochmals und seihen es dann durch ein Tuch ab. Abgefüllt in Gläser, wird die Salbe kühl aufbewahrt.

Die abgeseihten Ringelblumenreste kann man übrigens warm als Umschlag gegen Venenbeschwerden benutzen.

Ringelblumenumschlag auf die Magengrube gelegt, so dass die Verdauungssäfte zum Fließen angeregt werden.

Ringelblumentinktur für die Wundheilung

Für die Tinktur gibt man klein geschnittene Ringelblumenblüten in eine Flasche und gießt sie mit reinem Alkohol auf (siehe Seite 12). Die Tinktur wird äußerlich für offene und schlecht heilende Wunden verwendet. Hierzu verdünnt man sie 1:1 mit kaltem Wasser und legt feuchte Umschläge auf die betroffenen Stellen.

Salbei

Der Salbei *(Salvia officinalis)* gehört in jeden guten Kräutergarten. Da Salbei eine sehr stark desinfizierende Wirkung hat, ist er besonders als Gurgelmittel und als Lutschbonbon, bei allen Entzündungen im Mund- und Rachenraum bekannt. Er wird bei Zahnfleischentzündungen und Zahnfleischblutungen sowie bei Reizungen und Entzündungen im Mandel- und Kehlkopfbereich verwendet und zeigt dort sehr gute Heilerfolge.

Salbeitee gegen Schwitzen

Wenn man einen Salbeitee gegen übermäßige Schweißabsonderung oder gegen schmerzhafte rheumatische Erkrankungen einsetzen möchte, muss man den Tee etwas kochen. Nur so ist die Wirkung wirklich optimal. Die Dosierung ist wie oben. Man kann bis zu 6 Tassen am Tag davon trinken, die letzte Tasse sollte man kurz vor dem Schlafengehen einnehmen.

Salbeitee bei Wunden und Hautkrankheiten

Für diesen Tee zum Gurgeln sollte man je nach Geschmack 1 bis 2 Teelöffel frische oder getrocknete Salbeiblätter mit 1/4 Liter kochendem Wasser überbrühen. Man macht mit Salbeitee auch feuchtwarme Auflagen auf schlecht heilende und eiternde Wunden. Dadurch

Der Salbei kommt in vielen Gegenden auch als wild wachsender Wiesensalbei (Salvia pratensis) vor. Da dieser wilde Bruder wesentlich weniger ätherische Öle als der bei uns kultivierte, aus dem Mittelmeerraum stammende Salbei enthält, wird er für medizinische Zwecke nicht verwendet.

werden diese gesäubert, die Wundgranulation verbessert sich, und der Heilungsprozess schreitet schneller voran. Bei Hauterkrankungen verschiedener Art nimmt man mit dem Salbeitee zusätzlich nicht zu heiße Salbeibäder, die juckreizstillend wirken.

Die heilende Wirkung des Salzes aus dem Toten Meer war schon den Gelehrten in der Antike bekannt.

Salz

Salz ist nicht nur das Gewürz Nummer eins, sondern auch ein gutes Heilmittel. Es steigert äußerlich angewendet die Entwässerung und wirkt lindernd bei Hautproblemen. Bei Hauterkrankungen setzte man früher dem Badewasser 1 bis 2 Kilogramm Meersalz zu. Flechten und Schuppen reduzierten sich dadurch zusehends. Besonders das Salz aus dem Toten Meer hat dank seiner ungewöhnlich hohen Mineralienkonzentrationen auch die Beschwerden vieler Dermatitispatienten gelindert.

Salzwickel bei Ödemen der Beine

Grobkörniges Salz wird in einer Pfanne oder einem Topf stark erwärmt, in ein Leinentuch gegeben und sofort um die geschwollenen Knöchel gelegt und festgebunden. Dieser heiße Salzwickel sollte mehrere Male hintereinander durchgeführt werden, bis Füße und Beine deutlich entwässert, leichter und beweglicher geworden sind.

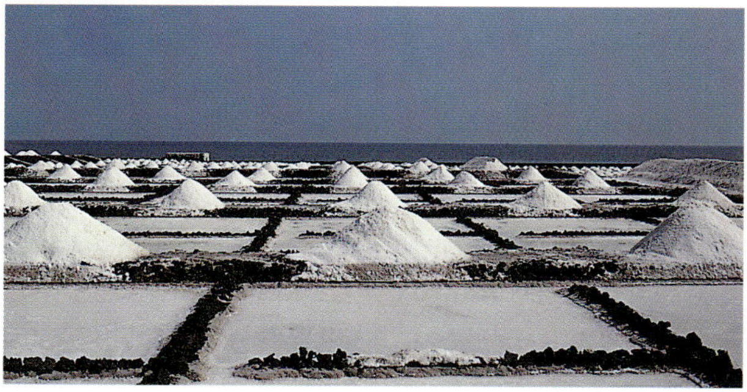

Salzanwendungen helfen bei Ekzemen, Neurodermitis, Schuppenflechten, Akne und Allergien.

Nach den Salzwickeln sollte das eventuell auf der Haut verbliebene Salz mit lauwarmem Wasser und mit milder Seife abgewaschen und mit Öl eingerieben werden.

Salzbäder gegen rheumatische Erkrankungen

Auch bei nicht entzündlichen rheumatischen Beschwerden oder Gicht wird gerne ein Salzvollbad genommen. Das Salz transportiert die Wärme in besonderer Weise in den Körper und bewirkt dabei eine sehr intensive und schmerzlindernde Durchblutung. Deshalb werden bei allen rheumatischen Erkrankungen Natursole-Heilbäder angeordnet.

Bei akuten entzündlichen Prozessen sowie bei Herz-, Leber- und Nierenschwäche ist von Salztherapien jeglicher Art abzuraten. Halten Sie in solchen Fällen unbedingt Rücksprache mit Ihrem Arzt.

Salzgurgeln bei eitrigen Mandeln

Wer immer wieder unter eitrigen und entzündeten Mandeln leidet, sollte jeden Morgen nach dem Aufstehen und nach jedem Essen mit einer warmen Salzwasserlösung gurgeln. Man rührt dazu 1/2 Teelöffel Salz in 1 Tasse warmes Wasser und gurgelt damit intensiv. Dadurch wird der alte Schleim und zugleich auch Speisereste, die sich in den zerklüfteten Mandeln abgesetzt haben, ausgespült. Speisereste haben so keine Chance mehr, sich auf den Mandeln zu zersetzen und eine Infektion auszulösen. Die Oberfläche der Mandeln wird zudem so intensiv durchblutet, dass sie sich stärker zusammenzieht und die Mandeln außen langsam wieder straff und glatt werden.

Salzwasser bei Nasennebenhöhlenerkrankungen

Wer öfter unter Nasennebenhöhlenentzündungen leidet, sollte sich ein lauwarmes Salzwasser aus 1 Teelöffel Salz auf 1 Glas Wasser herstellen. Dieses Wasser soll man bei akuten Beschwerden öfter in die Nase hochziehen und dann wieder ausschnäuzen. Dies ist eine der besten und schonendsten Methoden, um bei Nasennebenhöhlenerkrankungen andere Therapiemaßnahmen zu unterstützen.

Sauerampfer

Sauerampfer: 30 bis 100 Zentimeter hoch; rötlicher Hohlstängel; pfeilförmige, fleischige Blätter; grünlich-rote, quirlig angeordnete Blüten. Achtung: Größere Mengen roher Sauerampferblätter können zu schweren Vergiftungen führen, weshalb er nur in Maßen roh gegessen werden darf.

Die traditionelle Volksheilkunde hat den Sauerampfer *(Rumex acetosa)* schon immer als ein einfaches und dennoch gutes Heilmittel verwendet. Frisch gegessen, wirkt er bei mangelndem Appetit anregend. Er trägt zur Blutreinigung bei und hilft gegen krankhafte Harnverhaltung. Da er Oxalsäure und Alkalisalze enthält, die in größeren Mengen leicht giftig sind, sollte man ihn absetzen, wenn nach dem Verzehr eine leichte Übelkeit aufkommen sollte. Dies ist jedoch äußerst selten und nur bei extrem empfindlichen Personen der Fall.

Sauerampfertee gegen Hautkrankheiten

Ein Tee aus vor der Blüte gesammelten Sauerampferblättern hilft innerlich und äußerlich angewendet gegen die verschiedensten Hautkrankheiten. Die Stärke des Tees richtet sich ganz nach dem Geschmack des Patienten. Die frischen Blätter werden zerkleinert und überbrüht (siehe Seite 10).

Sauerampferwein gegen Unterleibsschmerzen

Einige frisch gepflückte Blätter des Sauerampfers werden in etwas Wein 3 bis 4 Minuten lang gekocht und abgeseiht. Frauen, die unter Unterleibsschmerzen leiden, sollten mehrmals täglich hiervon 1 kleines Glas (0,1 Liter) nehmen. Sauerampferwein kann eine Behandlung mit Frauenmanteltee unterstützen.

Schafgarbe

Die Schafgarbe *(Achillea millefolium)* wurde früher von der ärmeren Bevölkerung anstelle von Hopfen bei der Bierzubereitung verwendet. Sie hat ihren deutschen Namen daher, weil Schafe dieses Kraut bevorzugt fressen, wenn sie krank sind. Bei den sehr selten auftretenden Allergien gegen Schafgarbe, die sich durch Haut- und eventuell auch durch Schleimhautreizungen bemerkbar machen, sollte man die Schafgarbe meiden.

Schafgarbentee gegen Verdauungsbeschwerden

Für den Schafgarbentee brüht man 1 Teelöffel des frischen oder des getrockneten Krauts mit 1/4 Liter kochendem Wasser auf (siehe Seite 10). Man trinkt bei Bedarf 3 bis 5 Tassen am Tag. Man sollte den Tee immer nur warm und frisch zubereitet einnehmen!

Den Schafgarbentee setzt man gegen einen verdorbenen Magen, Blähungen oder Koliken und Schmerzen im Leber- und Gallenblasenbereich ein. Da der Schafgarbentee den Verdauungstrakt entkrampft und gleichzeitig die Nieren sehr stark anregt, wird er im Frühjahr gerne für Blutreinigungskuren verwendet.

Schafgarbentee bei Wunden

Da die Schafgarbe blutstillende Wirkung hat, kann man den Tee auch bei blutenden Geschwüren im Magen- und Darmbereich zur Unterstützung der übrigen Therapie einsetzen. Zur Behandlung äußerer Wunden wird ebenfalls ein lauwarmer Schafgarbentee verwendet: Entweder wäscht man die Wunde damit vor der weiteren Ver-

Die Schafgarbe, deren Heilkraft schon den Ärzten der Antike bekannt war, wurde und wird teilweise heute noch den traditionellen Kräuterbüscheln beigegeben, die dann geweiht werden.

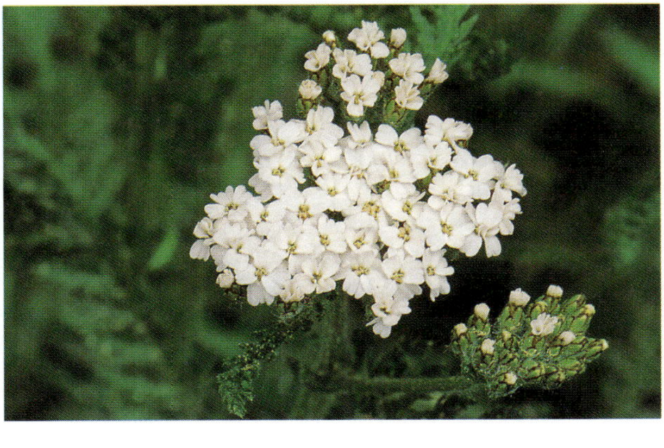

Die Schafgarbe blüht reichlich auf Wiesen, an Wegrändern und Böschungen und kann in der freien Natur problemlos gesammelt werden.

sorgung aus, oder man gibt einen feuchtwarmen Umschlag auf die Wunde. Legt man dazu die lauwarmen Kräuter aus der Teezubereitung als Packung auf die Wunden, beschleunigt sich der Heilungsvorgang enorm.

Schafgarbentee bei Frauenbeschwerden

Schafgarbentee wird von Frauen, die unter Beschwerden im Unterleibsbereich leiden, gerne genommen. Er entkrampft und durchblutet den Unterleib und dessen Organe stark. Dadurch bringt er sicht- und fühlbare Erleichterung, selbst bei starken Rückenschmerzen, die von Verkrampfungen innerer Organe herrühren. Durch die Entkrampfung werden auch die Ausstrahlungsschmerzen in den Rücken wesentlich gebessert. Zur Steigerung der Wirkung kann man auch noch ein Schafgarbenvoll- oder -sitzbad nehmen. Dafür überbrüht man 2 Hand voll zerschnittenes Schafgarbenkraut und -blüten mit 3 Liter kochendem Wasser, lässt es 1/4 Stunde ziehen und gibt es abgeseiht zum Badewasser zu.

Schöllkraut wurde in früheren Zeiten wegen seiner schmerzstillenden Wirkung auch innerlich eingenommen.

Schöllkraut

Das Schöllkraut *(Chelidonium majus)* wird in der Volksheilkunde auch treffend Warzenkraut genannt. Die Anwendung des Schöllkrauts gegen Warzen ist denkbar einfach: Ein Schöllkrautstängel wird sauber abgeschnitten, mit seinem austretenden orangefarbenen Saft werden die Warzen betupft. Beginnen sollte man mit dieser Behandlung am Tag nach Vollmond und sie bis zum Neumond fortführen. Dann muss mit der Behandlung aufgehört und erst beim nächsten Vollmond wieder begonnen werden. Nicht lange nach der Behandlung verfärben sich die Warzen dunkel, werden schwarz und fallen einfach ab, ohne eine Narbe zu hinterlassen. Achtung: Der Saft färbt nicht nur die Haut orangerot!

Spitzwegerich

Der Spitzwegerich *(Plantago lanceolotae)* und sein Bruder, der Breitwegerich *(Plantago major)*, werden in der Volksheilkunde bei Lungen- bzw. Bronchialerkrankungen, bei Wunden und Insektenstichen eingesetzt.

Spitzwegerich bei schlecht heilenden Wunden
Bei schlecht heilenden Wunden kann man den frisch gewonnenen Spitzwegerichsaft direkt auf die Wunden als Umschlag geben. Dazu sammelt man – am besten morgens – einige junge Spitzwegerichblätter und stellt im Entsafter frischen Saft daraus her.

Spitzwegerichsirup gegen Husten
Für den Spitzwegerichsirup gegen Lungen- und Bronchialerkrankungen wird in den frisch gewonnenen Saft die gleiche Menge Honig eingerührt. Man kann die Blätter auch im Mixer zu Brei verarbeiten, zu gleichen Teilen Wasser zugeben, das Ganze bis zum Siedepunkt erhitzen, die Masse 1:1 mit Honig mischen. Der Sirup ist etwas haltbarer und kann auf Vorrat zubereitet werden. Bei Husten mit Schnupfen und Heiserkeit bekommt der Patient jede Stunde 1 Teelöffel voll Spitzwegerichsirup verabreicht, den er langsam im Hals herunterlaufen lassen sollte.

Spitzwegerichtee und -tinktur
Natürlich werden die Blätter des Spitzwegerichs ebenso wie die des Breitwegerichs getrocknet als Tee verwendet. Bei allen oben aufgeführten Beschwerden kann dieser Tee zur Unterstützung mit getrunken werden. Man sollte davon einen Aufguss bereiten, den man möglichst mit etwas Honig gesüßt trinkt. Als Dosis empfehlen sich 3 bis 6 Tassen pro Tag.

Für die Tinktur zerschneidet man die frisch gesammelten und gewaschenen Blätter des Spitzwegerichs, füllt

Wegerich: 10 bis 60 Zentimeter hoch; grundständige, als Rosetten angeordnete Blätter; Blätter parallelnervig; Blüten in dicken, walzenförmigen Ähren; Spitzwegerichblätter sind landzettlich, die Blütenähren kurz und weißlich.

Spitzwegerichsaft ist vor allem für seine blutreinigende Wirkung bekannt. Deshalb gehört er als fester Bestandteil zu allen Frühjahrs- und Entschlackungskuren.

sie in eine Flasche und gießt sie mit einem Selbstgebrannten auf (siehe Seite 11). Abgeseiht, hat man damit eine Medizin für alle Fälle: Man kann Insektenstiche betupfen, mit der verdünnten Tinktur Wunden auswaschen oder Umschläge machen oder ab und zu bei Husten ein Gläschen davon trinken.

Thymian: 5 bis 30 Zentimeter hoch; liegender bis aufsteigender vierkantiger Stängel; Blätter gegenständig, klein, elliptisch mit drüsig punktiertem Rand; Blütezeit Juni bis Oktober; Blüten rosa bis purpurn in kugeligen bis länglichen Blütenständen; Geruch und Geschmack aromatisch.

Thymian

Thymian *(Thymus vulgaris)* ist der große Bruder des Quendels *(Thymus serpyllum)*; er ist sehr viel bekannter und wirkt als Arznei etwas stärker als dieser. Sein Hauptwirkstoff ist das Thymol, ein ätherisches Öl, dessen Geschmack und Duft typisch für die mediterrane Küche ist.

Thymiantee zur besseren Verdauung

Als Tee wirkt Thymian intensiv auf den Verdauungstrakt: Er regt den Appetit an und wirkt belebend, weil er krampflösend und desinfizierend ist. Wegen der desinfizierenden Wirkung kann man ihn auch bei Infekten in diesem Bereich mit gutem Erfolg einsetzen.

Thymiantee bei Husten und Bronchitis

Thymiantee wirkt gut gegen krampfartigen Husten, Keuchhusten und Bronchitis (siehe auch Quendel, Seite 101). Bei Husten und Bronchitis kann man ohne weiteres 4 bis 6 Tassen dieses Tees pro Tag trinken.

Der mit Honig gesüßte Thymiantee hat auch bei Akne und unreiner Haut eine reinigende Wirkung und sollte hier zur Unterstützung über einen langen Zeitraum getrunken werden.

Thymiantee zur Beruhigung

Thymian wirkt nicht nur angenehm entkrampfend auf die Bronchien, sondern auch auf das gesamte vegetative Nervensystem. Deshalb gilt Thymian in der traditionellen Natur- und Volksheilkunde auch als leichtes Beruhigungsmittel. Zur besseren vegetativen Entspannung trinkt man in regelmäßigen Abständen 2 bis 5 Tassen täglich in kleinen Schlucken, wobei man die letzte Tasse Thymiantee unmittelbar vor dem Schlafengehen zu sich nehmen sollte.

Wohltuendes Thymianbad

Wenn man verkrampft oder sehr nervös ist, sollte man ein warmes Thymianbad nehmen. Dazu übergießt man 1 bis 2 Hand voll frisches oder getrocknetes Thymiankraut mit 2 bis 3 Liter kochendem Wasser und lässt den Tee 10 Minuten ziehen. Dann gibt man ihn dem Badewasser zu und bleibt bei rund 37 °C darin 20 bis 30 Minuten liegen. Hinterher sollte man 1 bis 2 Stunden ruhen, damit der Körper sich von den intensiven Reizen durch den Thymian erholen kann.

Auch bei Husten wirkt das Thymianvollbad sehr wohltuend, weil der Körper durch das Bad von außen entkrampft wird und man währenddessen die ätherischen Öle des Thymians einatmet.

Veilchen

Wie fast alle sehr früh im Jahr blühenden Pflanzen, gilt auch das Veilchen *(Viola odorata)* als sehr wirksames Mittel gegen Husten, Bronchitis, Heiserkeit und Halserkrankungen. Außerdem kann es bei innerlicher Anwendung stark abführend und schweißtreibend wirken und eignet sich deshalb zur Bekämpfung von Vergiftungen.

Veilchenwein als Heilmittel

Manche Leute auf dem Land kochen im Frühjahr 1 Hand voll Veilchen in 1/4 Liter Wein oder vergorenem Apfelmost, geben etwas Honig hinzu und trinken diesen warmen Wein schluckweise gegen Frühjahrserkältungen. Sie meinen, dass diese Art der Anwendung sehr viel besser wirke als Veilchentee. Vielleicht liegt das daran, dass sie im Gegensatz zum Tee die Blätter mit den Blüten verwenden.

Veilchentee gegen Husten und Halserkrankungen
Die Dosis des Veilchentees richtet sich nach persönlicher Konstitution und persönlichem Geschmack. Man überbrüht das frische, klein geschnittene Kraut mit kochendem Wasser, lässt es einige Minuten lang ziehen, seiht es ab, süßt es mit etwas Honig und trinkt den heißen Tee in kleinen Schlucken.

Wacholder hat eine appetitanregende und verdauungsfördernde Wirkung. Nicht zuletzt deshalb hat man schon früher gerne Wacholderschnaps gebraut, der vor allem nach fetten, üppigen Speisen gereicht wurde.

Wacholder

Der Wacholder *(Juniperus communis)* und die Wacholderbeeren gelten nicht nur in der Volksmedizin als die Nieren stimulierende Mittel. Dabei gilt jedoch eine Einschränkung: Wer unter einer akuten Harnwegsinfektion mit Eiweiß im Urin leidet, darf keine Wacholderbeeren nehmen! Ebenso sollten Schwangere Wacholder in jeder Form meiden. Ein Gespräch mit Hausarzt oder Heilpraktiker sollte jeder Behandlung mit Wacholder vorausgehen.

Wacholderbeertee
Wer Probleme mit dem Magen hat, Druckgefühle, Schmerzen, Blähungen oder Sodbrennen, sollte einen Wacholderbeertee trinken. Er hilft auch, wenn Migräne oder Kopfschmerzen von Störungen des Verdauungstrakts oder der Nieren herrühren.

Für den Tee nimmt man 2 Teelöffel getrocknete Wacholderbeeren, zerdrückt sie und setzt sie 5 bis 8 Stunden mit 1/4 Liter kaltem Wasser an. Danach erwärmt man den Kaltauszug bis kurz vor den Siedepunkt, seiht ihn ab und trinkt ihn tagsüber schluckweise. Mehr als 1/4 Liter Tee sollte man an einem Tag nicht trinken!

Wacholderbeerentinktur
Zerdrücken Sie 20 Gramm getrocknete Wacholderbeeren, und geben Sie sie in 70-prozentigen Alkohol (siehe

Seite 12). Nehmen Sie 3-mal täglich 10 Tropfen davon. Dies ist für viele Kranke angenehmer als das Zerkauen der Beeren, und man kann die Einnahme ebenfalls langsam steigern. Man fängt mit 3-mal 10 Tropfen täglich an, kann dies bis auf 3-mal 30 Tropfen am Tag steigern und dann die Dosis wieder senken.

Wacholderbeerwein als Aufbaumittel

Manche Landbewohner bereiteten sich im Frühjahr einen Wacholderbeerwein, der als Stärkungs- und Aufbaumittel galt. Bei Kurzatmigkeit infolge von Herzbeschwerden wurde er empfohlen, und man sagt ihm auch eine stark blutreinigende Wirkung nach.

Dazu sammelte man die jungen Triebe des Wacholderbeerstrauchs und erhitzte sie zusammen mit Honig und Weißwein oder vergorenem Apfelmost bis zum Siedepunkt. Die Menge der Zutaten richtete sich ganz nach dem persönlichen Geschmack. Danach sollte er kühl gestellt werden und erst tags darauf getrunken werden. Man sollte sich von dem Wacholderbeerwein immer nur eine kleine Menge frisch für den nächsten Tag zubereiten, denn nur so erzielt er die größte Wirkung.

Die Wegwarte lässt sich gut mit anderen Heilpflanzen kombinieren. Um einen entschlackenden Frühlingstee zu bereiten, mischt man je 1 Teelöffel Wegwarte und Löwenzahn mit 1/2 Teelöffel Pfefferminzblätter. Von diesem Frühlingstee kann man 3 bis 6 Wochen lang täglich 1 bis 2 Tassen trinken.

Wegwarte

Die Wegwarte *(Cichorium intybus)*, auch Zichorie genannt, ist sehr bekannt, da die geröstete Wurzel in ärmeren Zeiten als Kaffeeersatz diente oder dem gerösteten Getreidekaffee seine tiefschwarze Farbe verlieh. Für den Tee wird von Juli bis September das frische Kraut verwendet. Die Wurzel sammelt man im September und Oktober, trocknet sie und hebt sie kühl und trocken auf.

Leberkaffee aus der gerösteten Zichorienwurzel

Der Wegwartenkaffee wird auf dem Land häufig Leberkaffee genannt, was auf seine entgiftende Wirkung hinweist. Die getrocknete Wurzel wird in einer Pfanne unter ständigem Rühren dunkel geröstet. Wenn sie hart ist, wird sie in der Kaffeemühle gemahlen. Für 1 Tasse Kaffee wird 1 Teelöffel des Pulvers 3 bis 5 Minuten sprudelnd gekocht.

Wegwartentee zur Anregung des Gallenflusses
Die Wegwarte und der daraus hergestellte Tee gelten in der Volksheilkunde auch als Mittel für die Blutreinigung. Für den Wegwartentee macht man einen Kaltauszug aus 1 bis 2 Teelöffel des frischen Krauts oder der getrockneten Wurzeln mit 1/4 Liter kaltem Wasser (siehe Seite 11) und trinkt ihn vor jedem Essen. Bei Magenbeschwerden sollte man zusätzlich auch feuchtheiße Umschläge auf den Magen und den Oberbauch legen.

Die Inhaltsstoffe der Weidenrinde sind der synthetisch hergestellten Salizylsäure, wie sie im Asprin vorkommt, sehr ähnlich. Seither hat diese Heilpflanze leider an Bedeutung verloren.

Weide

Weiden *(Salix alba)* wachsen überall dort, wo es feucht ist, also an Bächen und Teichen. Da feuchte Kälte einer der Auslöser für rheumatische und fieberhafte Erkrankungen ist, setzte man bei solchen Beschwerden schon immer Weiden in der Volksheilkunde ein.

Weidenrindentee gegen rheumatische Beschwerden
Wenn jemand unter rheumatischen Schmerzen leidet oder hohes Fieber hat, das mit den üblichen Mitteln wie Wadenwickel und Lindenblütentee nicht in den Griff zu bekommen ist, greift man zu Weidenrindentee. Man setzt ihn auch bei Fieber mit Kopfschmerzen ein.
Man gibt etwa 1 Teelöffel der getrockneten, klein geschnittenen Weidenrinde auf 1/4 Liter kaltes Wasser (siehe Seite 11). Mehr als 2 bis 3 Tassen dieses Kaltauszugs sollten pro Tag nicht getrunken werden.
Der Weidenrindentee schmeckt sehr bitter und wird von den meisten Patienten schon aus diesem Grunde nicht

überdosiert. Frauen sollten den Tee während einer Schwangerschaft nur dann trinken, wenn ihr Frauenarzt seine Zustimmung dazu gibt!

Weißdorn

Weißdorn *(Crataegus oxyacantha)* wird in der Volksheilkunde in Form von Tropfen als auch als Tee zur Herzstärkung mit Erfolg eingesetzt. Auch die Schulmedizin erkennt die positive Wirkung des Weißdorns inzwischen an und vertreibt Weißdorn in Drageeform. Durch die Weißdorntherapie kann man oft andere, nebenwirkungsreiche Herzmedikamente reduzieren oder gar weglassen.

Weißdorn: 2 bis 4 Meter hoher Strauch, fein gesägte Blätter; Blütezeit April bis Juni; Blüten weiß oder rosa; rötliche, eiförmig-kugelige Früchte; Geruch während der Blüte unangenehm bis aasig. Wer Weißdornblüten selbst sammelt, sollte sich jedes Jahr von neuem damit eindecken, da ihre Wirkung bei zu langer Lagerung fast vollständig verloren geht.

Weißdorn, das Mittel für das Herz

Wenn bei und nach körperlicher Belastung Luftmangel und Atemnot auftreten und wenn man seinen Herzschlag übermäßig stark spürt, sollte man regelmäßig Weißdorn zu sich nehmen.

Weißdornblütentee

Die Blüten des Weißdorns werden im Frühjahr gesammelt und getrocknet. 1 Teelöffel der Blüten übergießt man mit 1/4 Liter kochendem Wasser (siehe Seite 10) und trinkt davon morgens und mittags jeweils 1 Tasse. Die Stärke kann man je nach Bedarf individuell variieren. Abends sollte man Weißdorn nicht einnehmen, da sonst die Herztätigkeit zu sehr angeregt wird und manch einer danach nur schlecht schlafen kann.

Weißdornbrand und Weißdornextrakt

Viele ältere Leute auf dem Land setzen sich jeden Herbst aus oben und unten abgeschnittenen Früchten des Weißdorns ihren Weißdornbrand an (siehe Seite 12) und trinken täglich 1 Gläschen davon. Andere setzen die Weißdornfrüchte mit reinem Alkohol aus der Apotheke an. Diesen Extrakt mit dem über 90-prozentigen Alkohol nimmt man allerdings nur tröpfchenweise 2-mal täglich ein, also morgens und mittags 20 bis 30 Tropfen mit etwas Wasser verdünnt.

Wermut: 40 bis 90 Zentimeter hoch; grünlichweiße, haarige, geriefte Stängel; graugrüne, seidig behaarte, tief eingeschnittene, lappige Blätter; Blütezeit Juli bis September; röhrenförmige, gelbe Blüten in Körbchen; Blütenrispen mit aromatischem Geruch und bitterem Geschmack. Die Wermutpflanze liebt felsige Böden. Wer sie sammelt, sollte dies in der Blütezeit tun und mit den oberen zarten Teilen vorlieb nehmen.

Wermut

Der Wermut *(Artemisia absinthium* oder *Artemisia officinalis)* darf in keinem Kräutergarten fehlen. Er ist ein gutes Heilmittel, aber man sollte sich davor hüten, ihn zu hoch zu dosieren und zu bitter zu machen! Schwangere Frauen sollten Wermut in keiner starken Form zu sich nehmen, da er die Gefahr in sich birgt, eine Fehlgeburt auszulösen. Bei einer Überdosierung kann es auch zu einer Wermutvergiftung kommen, die sich durch Zittern, Schwindel und Kopfschmerzen bemerkbar macht und in manchen Fällen sogar bis zur Bewusstlosigkeit führen kann.

Wermuttee gegen Verdauungsbeschwerden

Der Wermuttee wird oft überdosiert, dabei hilft die mildere Form des Tees besser als der starke Absud: Man nimmt für 1 Tasse nur so viel, wie man zwischen Daumen und Zeigefinger bekommt, gibt es in ein Teesieb, überbrüht es mit kochendem Wasser, schwenkt es 10 bis 15 Sekunden und nimmt es heraus. So hat man einen sehr hellen Wermuttee, der einen angenehm bitteren, hopfenähnlichen Geschmack hat. Von diesem Tee sollte man bei akuten und bei chronischen Erkrankungen des Magens, des Darms, der Bauchspeicheldrüse sowie der Leber und Gallenblase bis zu 8 Tassen täglich trinken.

Wermuttinktur als Ersatz für Tee

Für die Wermuttinktur gibt man frischen Wermut locker in eine Flasche und füllt das Ganze mit einem Selbstgebrannten auf. Nach 6 Wochen hat sich der Schnaps in eine gallenbittere Arznei verwandelt, die man nur tropfenweise verwenden sollte. Statt Wermuttee aufzubrühen, kann man 20 bis 30 Tropfen der Tinktur in 1 Tasse heißes Wasser geben und diese Mischung trinken.

Zinnkraut

Das Zinnkraut *(Equisetum arvense)*, das auch unter dem Namen »Ackerschachtelhalm« bekannt ist, zählt zu den ältesten Pflanzen unserer Erde und wird in der traditionellen Volks- und Naturheilkunde für vielerlei Zwecke eingesetzt. Es enthält bis zu zehn Prozent Kieselsäure. Nicht einsetzen sollte man Zinnkraut bei eingeschränkter Herz- und Nierentätigkeit. Vor der Behandlung mit Zinnkraut sollte man den Rat seines Arzts oder Heilpraktikers einholen.

Zinnkrauttee gegen Gewebeschwäche

Für den Tee sollte man 1 bis 2 Teelöffel des klein geschnittenen Krauts über Nacht mit 1/4 Liter kaltem Wasser ausziehen, die Mischung morgens aufkochen, abseihen und warm trinken. Nur durch das kräftige Aufkochen kann man sich die Kieselsäure des Zinnkrauts zunutze machen.

Zinnkraut: 10 bis 50 Zentimeter hoch; strohfarbene bis rötliche Frühjahrstriebe mit braunen Scheiden und endständiger bräunlicher Ähre; ab Mai entwickeln sich unfruchtbare, stark quirlig verästelte Sommertriebe. Das Zinnkraut bildet keine Samen aus, sondern pflanzt sich mit Sporen fort.

Zinnkraut-Brennnessel-Tee

Von vielen Leuten wird gerne eine Mischung aus Zinnkraut und Brennnessel verwendet. Hierbei sollte man beide Tees getrennt kochen:
Zunächst erhitzt man das Zinnkraut, lässt es 3 bis 5 Minuten sprudelnd kochen, danach gibt man den kochenden Zinnkrauttee über die Brennnesseln und lässt die Mischung danach noch 5 Minuten lang ziehen.
Diesen Tee setzt man gegen alle rheumatischen Erkrankungen einschließlich der Gicht ein, ebenso wie zur Reinigung und Entschlackung des Körpers bei Lungen-, Nieren- und Blasenerkrankungen.

Zinnkrauttee wird schon immer bei schwachem Gewebe, vor allem bei Krampfadern eingesetzt. Man sollte von dem Tee kurmäßig mehrere Monate lang ohne Unterbrechung jeden Tag 3 bis 5 Tassen trinken.

Zinnkraut wirkt nicht nur blutstillend, sondern verhindert auch Narbenbildung, weshalb man auf frische Wunden Zinnkrautumschläge geben sollte.

Zinnkrauttee kann man bei Beschwerden und Entzündungen im Mund- und Rachenraum als gut wirksames Gurgelmittel einsetzen.

Zinnkrauttee zur Wundreinigung

Zinnkrauttee eignet sich gut für die Wundversorgung: Bei verschmutzten oder eitrigen Wunden macht man mit dem Tee feuchte Umschläge, offene Wunden wäscht man damit aus. Die Abheilung der Wunde geht durch die desinfizierende und beruhigende Wirkung schneller vonstatten. Selbst bei frischen Wunden kann man den Umschlag anwenden, da Zinnkraut leicht blutstillend wirkt, die Heilung also beschleunigt.

Zinnkrautumschläge gegen rheumatische Beschwerden

Warme oder heiße Zinnkrautumschläge im Nierenbereich eignen sich bei eingeschränkter Nierentätigkeit. Man verwendet dazu entweder ein mit Zinnkrauttee getränktes Tuch oder schlägt die warmen Kräuter von einer Zinnkrautteezubereitung in ein Tuch ein und legt es auf. Bei rheumatischen Beschwerden steigern heiße

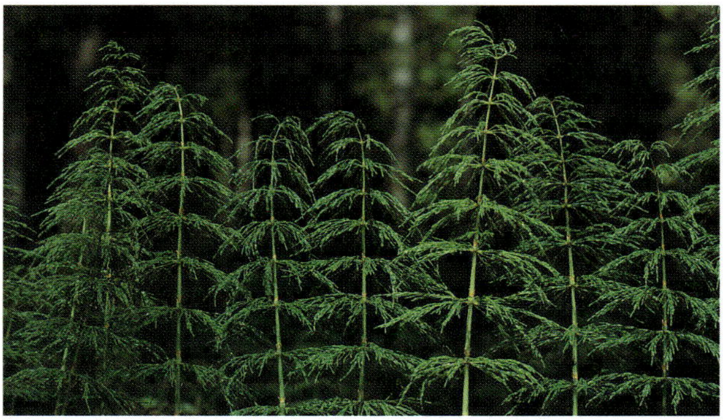

Das Zinnkraut blüht in Europa vor allem an Wegrändern. Wegen ihres hohen Kieselsäuregehalts benutzte man die Sprosse der Pflanze früher auch zur Zinngeschirrreinigung.

Umschläge auf den schmerzenden Stellen die Durchblutung und lassen die Schmerzen abklingen. Bei entzündlichen rheumatischen Beschwerden sollten die Zinnkrautumschläge allerdings kalt sein, um die Schmerzen durch Abkühlung zu lindern.

Bei den Zwiebeln unterscheidet man Sommer- und Winterzwiebeln. Erstere wurde vermutlich von den Römern nach Mitteleuropa gebracht, die Winterzwiebel stammt aus dem südlichen Sibirien.

Zwiebel

Die Zwiebel *(Allium cepa)* ist aus der Volksheilkunde als Vielzweckheilmittel gar nicht wegzudenken. Sie reinigt das Blut, stärkt Nerven und Kreislauf, senkt den Blutdruck und sogar den Blutzucker, sie wirkt entstauend, stabilisiert den ganzen Verdauungstrakt und kann wegen ihrer antibakteriellen Wirkung äußerst vielfältig eingesetzt werden. Ihren Haupteinsatz aber erfährt dieses Liliengewächs wegen ihrer schleimlösenden Wirkung bei allen Erkältungskrankheiten von Husten und Bronchitis über Asthma und Heiserkeit bis hin zur laufenden Nase.

Bei äußerlicher Anwendung leistet die Zwiebel ebenfalls hervorragende Arbeit: Ob Insektenstiche, Sonnenbrand oder Wunden, immer ist man mit der Zwiebel richtig bedient. In der Ernährung ist die Zwiebel überdies ein Mineralstoff- und Vitaminträger ersten Ranges.

Zwiebel gegen Erkältungskrankheiten

Die Zwiebel ist das Heilmittel schlechthin bei allen Erkältungen, bei chronischer Bronchitis, bei Asthma und sogar bei Lungenentzündung.

- Kalte Zwiebelinhalation bei Asthma und Bronchitis: 1 große Zwiebel wird in Scheiben geschnitten und auf den Nachttisch gestellt. Man schläft dann bei geschlossenem Fenster. Durch den intensiven Zwiebelgeruch kommt die Erkältung schneller zum Ausbruch und heilt komplikationsloser ab.

▶ Heiße Zwiebelinhalation: Der Erkrankte sollte unter ständigem Rühren viele klein geschnittene Zwiebeln mit Wasser so lange kochen, bis kein Zwiebelgeruch mehr zu spüren ist. Dabei sollte er den frischen Zwiebeldunst einatmen. Das entstehende Mus sollte er dann teelöffelweise 3- bis 5-mal täglich einnehmen.

▶ Zwiebelhonig: Rohe Zwiebeln werden mit Honig oder mit Kandiszucker in einem Schraubglas zu gleichen Teilen angesetzt und mindestens über Nacht stehen gelassen. Dies ergibt einen gut wirksamen Hustensaft, der teelöffelweise alle 1 bis 2 Stunden, eingenommen wird.

▶ Zwiebeltee: Dazu überbrüht man klein geschnittene Zwiebeln mit kochendem Wasser, lässt sie einige Minuten ziehen und seiht sie ab. Den heißen Zwiebeltee trinkt man mit Honig gesüßt.

Manche Personen sind auf Zwiebelgewächse allergisch und reagieren mit heftigen Magen- und Bauchschmerzen auf die innerliche Einnahme.

Zwiebel in Öl gegen Halsentzündungen

Bei geschwollenen und schmerzhaften Hals- und Mandelentzündungen sollte man Zwiebeln in Olivenöl so lange dünsten, bis sie weich geworden sind. Dann werden die heißen Zwiebeln in ein Leinentuch eingewickelt und so heiß, wie es der Patient ertragen kann, um den Hals gelegt. Mit diesem Wickel sollte man sich in das vorgewärmte Bett legen und über Nacht damit schlafen.

Zwiebelwickel gegen Entzündungen

Die Zwiebel wird bei zahlreichen Entzündungen und Reizungen einfach in die Haut eingerieben. Wer beispielsweise einen schweren Husten mit beginnender Lungenentzündung hat, sollte seine Brust mit frischen Zwiebeln einreiben oder die ganzen Scheiben der rohen Zwiebel auflegen, mit einem Tuch befestigen und über längere Zeit einwirken lassen. Diese Behandlung muss mehrmals wiederholt werden.

Der Zwiebelwickel wird auch bei vielen anderen Reizungen und Entzündungen der Haut und des Unterhautgewebes schmerzlindernd eingesetzt. So hilft er z. B. bei Sonnenbrand und Erfrierungen sowie bei Eiterherden und Furunkeln. Die Wirkstoffe der Zwiebel, u. a. Schwefel und flavonoidhaltige Substanzen, dringen durch die Feuchtigkeit der frischen Zwiebelscheiben tief in die Hautoberfläche ein.

Zwiebelscheiben gegen Insektenstiche und Warzen
Bei frischen Insektenstichen wird direkt auf die Einstichstelle eine Scheibe frische Zwiebel gebunden. Meist vergehen damit die Schmerzen, und die Schwellung hält sich in Grenzen. Voraussetzung für die Behandlung ist jedoch, dass man sofort den Stachel des Insekts entfernt. Bei störenden oder schmerzhaften Dornwarzen sollte man öfter über Nacht 1 Stück Zwiebel mit etwas Salz bestreut auf die Warze binden. Sehr oft verschwindet sie nach einiger Zeit entweder von alleine, oder man kann sie sehr leicht wegnehmen, da sie sich durch diese Auflage aus der Unterhaut herausgelöst hat.

Zwiebelsäckchen gegen Gicht
Wenn ein Patient unter Gicht leidet, sollte er sich abends vor dem Zubettgehen Hände und Füße mit rohen Zwiebeln einreiben. Gleichzeitig sollte er sich ins Genick und

Das Zwiebel-Öl-Wasser bezieht seine Wirkung allein aus den roten Zwiebeln, daher sind die herkömmlichen weißen Haushaltszwiebeln für diese Behandlung ungeeignet.

Zwiebel-Öl-Wasser für eine leichtere Geburt

Zur Vorbereitung auf eine leichte Geburt sollte die Schwangere etwa 2 Wochen vor dem Geburtstermin ein Zwiebel-Öl-Wasser trinken. Man nimmt dazu 2 mittelgroße rotschalige Zwiebeln, schneidet sie mitsamt der Schale ganz klein (nicht zerquetschen!) und röstet sie in 2 Esslöffeln Bucheckern- oder Olivenöl goldgelb. Wenn die Zwiebeln gelb sind, löscht man sie mit gut 1/4 Liter Wasser ab und kocht sie nochmals kurz sprudelnd auf. Man gießt das Ganze durch ein Sieb und gibt der Schwangeren davon jeden Morgen 1 kräftigen Schluck. Nach 3 Tagen bereitet man wieder eine frische Abkochung zu und gibt sie bis zum Tag der ersten Wehen.

auf die besonders schmerzenden Stellen Säckchen mit frisch geschnittenen Zwiebeln legen. Die Zwiebeln leiten den heftigen Schmerz ab.

Zwiebelmilch gegen Bindehautentzündung

Bei akuter Bindehautentzündung oder bei übermäßigem Tränenfluss hilft Zwiebelmilch: Man zerkleinert einige Zwiebeln und kocht sie mit Bienenhonig in frischer Milch so lange, bis sich die Zwiebeln vollkommen aufgelöst haben. Mit der erkalteten Abkochung sollte man die Augen vorsichtig auswaschen und eine Packung auf beiden Augen vornehmen, die man dann ständig mit der Zwiebelmilch feucht halten sollte.

Die Zwiebel enthält reichlich Alliin und Allizin, die beide antibiotische Eigenschaften haben, wie auch Vitamine und Flavonoide.

Zwiebelsirup gegen Husten

Dieses Hustenmittel hilft auch bei chronischen Hustenerkrankungen, wenn man von ihm stündlich 1 Teelöffel voll einnimmt. Es gibt zwei Varianten, wie man diesen Zwiebelsirup zubereiten kann:

- Man zerstößt 1 große Zwiebel in 1/8 Liter Wasser. Den Saft verkocht man mit 150 Gramm Kandis- oder Rohrzucker zu einem Sirup.
- Man hackt die Zwiebel klein und gibt den Zucker dazu. Wenn der Zucker zergangen ist, presst man das Ganze gut aus. Bei der zweiten Methode bleibt der Vitamin-C-Gehalt der Zwiebel voll erhalten.

Zwiebel-Thymian-Milch

Früher wurde diese Milch gegen Infektionen des Rachens und der Bronchien angewandt. Man schneidet 3 große Zwiebeln klein und schichtet sie in einen Tontopf. Dann gibt man 1 Gewürznelke, 1 Zweig Thymian sowie 1 Teelöffel braunen Zucker dazu und bedeckt alles mit Wasser. Diese Mischung muss nun 2 Stunden bei geringer Hitze kochen. Anschließend seiht man das Ganze ab und presst die Zwiebeln gut aus. 1/2 Tasse des Zwiebelsafts und 1/2 Tasse heiße Milch werden vermischt. Täglich sollte man davon 2 bis 3 Tassen trinken. Möglichst heiß getrunken, hilft die Zwiebelmilch besonders schnell.

Zwiebelscheiben gegen Hühneraugen

Durch die harte Arbeit und das lange Stehen litten viele Leute früher unter Hühneraugen. Ein einfaches Mittel dabei war es, in Essig eingelegte Zwiebelscheiben über Nacht auf das Hühnerauge zu legen. Dieser Vorgang muss zwar mehrere Male wiederholt werden, doch die schmerzhaften Hühneraugen werden immer kleiner, bis sie schließlich vollkommen verschwinden.

Zwiebel-Knoblauch-Saft gegen Haut- und Nagelpilz

Die desinfizierende und entzündungshemmende Wirkung von Zwiebeln und Knoblauch lässt sich auch bei Pilzerkrankungen der Haut und der Nägel nutzen. Dazu wird 1 Zwiebel fein geschnitten und zerquetscht. Der austretende Saft wird mit 1 frisch zerdrückten Knoblauchzehe vermischt. Mit diesem Saftgemisch werden die betroffenen Haut- und Nagelstellen mehrmals täglich betupft.

Allium cepa ist das aus frischen Zwiebeln bereitete Homöopathikum, das vor allem bei Asthma, Erkältungskrankheiten und Bronchitis Anwendung findet.

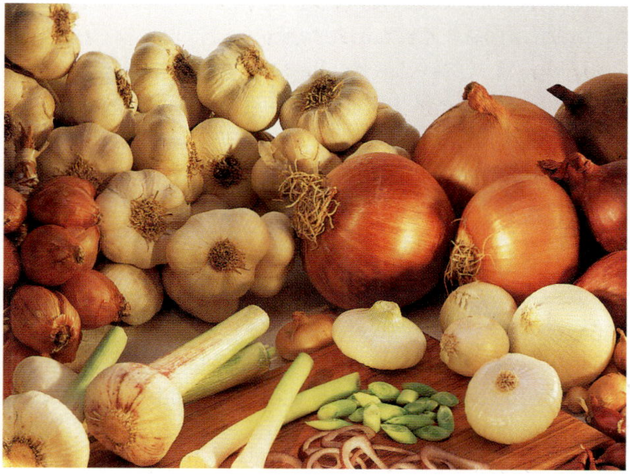

Nicht nur als Speisezutat einzusetzen: Die Zwiebel ist eine nährstoffhaltige und stark antibiotisch wirkende Heilpflanze.

Impressum
© 1999 Südwest Verlag, München, in der Econ Ullstein List Verlag GmbH & Co. KG, München
2. Auflage 2000

Redaktion: Gabriele Otto, Dr. Annette Rehrl
Projektleitung: Dr. Alex Klubertanz
Redaktionsleitung: Dr. Christiane Lentz
Bildredaktion: Tanja Nerger
Produktion: M. Metzger (Leitung), A. Aatz, Dr. E. Weigele-Ismael
Umschlag: Heinz Kraxenberger, München
Layout: Wolfgang Lehner
DTP: Matthias Liesendahl

Printed in Italy
Gedruckt auf chlor- und säurearmem Papier

ISBN 3-517-08083-7

Über den Autor

Peter Pukownik sammelt seit mehr als 40 Jahren Rezepte verschiedener Volksheilmittel. Teils stammen sie aus der Rhön, teils aus dem Frankenwald. Seit der Öffnung der Grenzen zur ehemaligen DDR im Jahr 1989 kamen noch viele Rezepturen von Patienten aus Thüringen und Sachsen dazu.

Literatur

Braun, Hans: Arzneimittel-Lexikon. Gustav-Fischer-Verlag. 3. Auflage, Stuttgart 1978
Pukownik, Peter: Die große Hausapotheke Gottes. Ludwig Verlag. München 1998
Pukownik, Peter: Hl. Hildegard – Heilfasten. Pattloch Verlag. Augsburg 1992
Pukownik, Peter: Hl. Hildegard – Rheuma – ganzheitlich behandeln. Pattloch Verlag. Augsburg 1994
Zittlau, Dr. Jörg: Heilpflanzen unserer Heimat, München, Ludwig, 1997

Hinweis

Das vorliegende Buch ist sorgfältig erarbeitet worden. Dennoch erfolgen alle Angaben ohne Gewähr. Weder Autor noch Verlag können für eventuelle Nachteile oder Schäden, die aus den im Buch gemachten praktischen Hinweisen resultieren, eine Haftung übernehmen.

Bildnachweis

Bavaria, Gauting: 120 (H.Reinhard); Botanik Bildarchiv Laux: 18, 30, 36, 91, (Laux); Image Bank, München: 23 (M.Rietz), 66 (C.Lucas), 86 (Grumann); Rehm Claudia, München-Stockdorf: 78 (C.Rehm); Südwest Verlag, München: Titel (Posselt/u.Schoenenburg), 1, 82 (S.Sperl), 4 (K.Vey), 8, 47, (M.Nagy), Fond 16/17, 72, 109 (J.Heller), 59, 125 (K.Newedel), 98 (A.Schliack); Tony Stone, München: 41 (T.Donnelly); Transglobe Agency, Hamburg: 106 (Schrader); Wildlife, Hamburg: 28 (B.Zoller), 52 (Hartmann)

Sachregister

Beschwerden